教育部人文社会科学研究青年基金项目资助（数字赋能中医药文化跨界融合创新传播路径研究、22XJCZH003）出版



# 寻药记

李蕊◎著◎绘

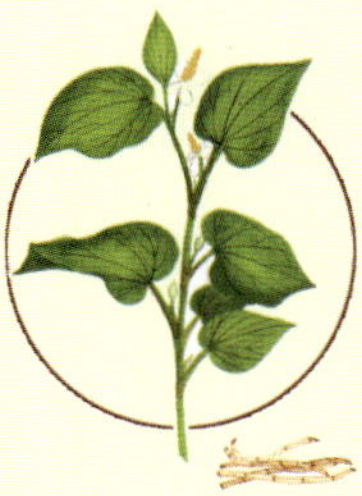
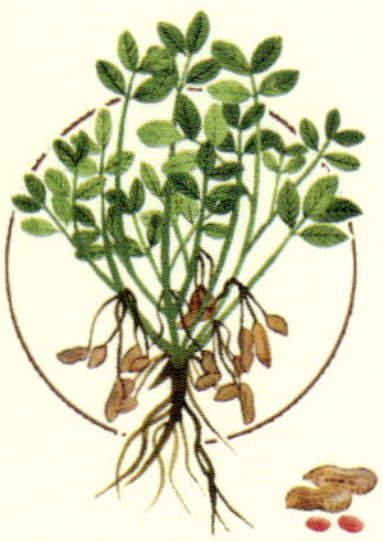
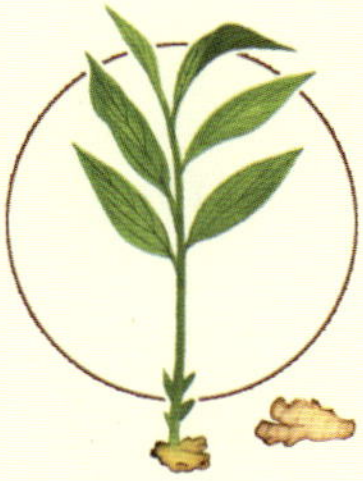
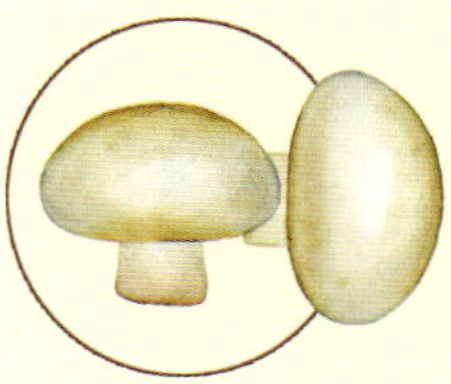

西安交通大学出版社
XI'AN JIAOTONG UNIVERSITY PRESS

**图书在版编目（CIP）数据**

寻药记 / 李蕊著、绘. --西安 : 西安交通大学出版社，2025. 7. -- ISBN 978-7-5693-4051-8

Ⅰ. R2-49

中国国家版本馆CIP数据核字第2025AM4081号

XUNYAOJI

| | |
|---|---|
| **书　　名** | 寻药记 |
| **著　　绘** | 李　蕊 |
| **责任编辑** | 秦金霞 |
| **责任校对** | 肖　眉 |
| **出版发行** | 西安交通大学出版社<br>（西安市兴庆南路1号　邮政编码710048） |
| **网　　址** | http://www.xjtupress.com |
| **电　　话** | （029）82668357　82667874（市场营销中心）<br>（029）82668315（总编办） |
| **传　　真** | （029）82668280 |
| **印　　刷** | 陕西印科印务有限公司 |
| **开　　本** | 720 mm × 1000 mm　1/16　**印张**　13.5　**字数**　148千字 |
| **版次印次** | 2025年7月第1版　2025年7月第1次印刷 |
| **书　　号** | ISBN 978-7-5693-4051-8 |
| **定　　价** | 78.00元 |

如发现印装质量有问题，请与本社市场营销中心联系。

订购热线：（029）82665248　（029）82667874

投稿热线：（029）82668805

# 前言

PREFACE

中国，这片古老而神奇的土地，孕育了无数璀璨的文化瑰宝，其中中医药文化和饮食文化犹如两颗耀眼的明珠，交相辉映。党的十八大以来，以习近平同志为核心的党中央高度重视文化和旅游工作，文化和旅游产业在我国经济社会发展中的地位越来越重要，国务院办公厅多次提出推进文化和旅游深度融合发展（国办发〔2019〕41号、国办发〔2023〕36号），药食同源的深度融合为文化和旅游产业发展带来了新的机遇。作为中华优秀传统文化的忠实践行者，我一直在思考利用专长与热爱能为文化和旅游发展做些什么，这便是我创作这本书的初心。

一次偶然的机会，我在品尝美食的过程中发现，很多美食背后都蕴含着丰富的中药知识。老北京酸梅汤那酸甜可口的味道背后，乌梅、山楂等原料不仅是美味的食材，更是具有消食化积、生津止渴等功效的中药；宁夏八宝茶汇聚了多种中药材和茶叶，在品尝茶香的同时，也能感受到枸杞子、大枣等中药带来的滋补与养生；陕西牛羊肉小炒泡馍所用的香料和配菜中不少都有着药用价值，既能调味，又能调理身体……这些发现让我如获至宝，也点燃了我创作的热情。我在想，为何不将这些美食中的中药知识整理成书，让更多的人了解和认识呢？这不仅可以丰富人们对美食的认知，还能传播中医药知识和文化，让更多的人领略到中华传统文化的独特魅力。

于是，我踏上了这本书的创作之旅。为了收集资料，我查阅了大量的文献，深入研究各地美食的历史渊源、制作方法及其中所包含的中药成分。我还前往各地，品尝当地的特色美食，与当地的厨师、居民交流，了解美食背后的故事。在这个过程中，我深刻感受到了中华美食文化的丰富多彩，每一道美食都承载着当地的风土人情和历史记忆。

在创作过程中，我遇到了许多困难。如何将美食与中药知识以一种生动有趣、通俗易懂的方式呈现给读者，成为我面临的最大挑战。我尝试了多种表达方式，最终决定采用宋词和画的形式。宋词，作为我国古代文学的瑰宝，具有优美的韵律和丰富的情感内涵。我希望通过宋词的形式，将美食与中药的故事娓娓道来，让读者在欣赏诗词之美的同时，也能了解到其中的知识。而手绘的画作，则能更加直观地展现美食与中药的形态，让读者有更深刻的印象。

每创作一首关于美食中的中药的宋词，我都要反复琢磨，从食材的特点、中药的功效，到诗词的意境、韵律，都力求做到尽善尽美。每一幅画，我也都倾注了大量的心血，仔细描绘美食与中药的细节，希望能通过画作传递出它们的独特魅力。在这个过程中，我常常废寝忘食，沉浸在创作的世界里，仿佛与美食和中药融为一体。

如今，这本书即将呈现在读者面前，它凝聚着我多年的心血和对中医药文化、美食文化的热爱。它不仅是一本知识的集合，更是一张通往各地文化的奇妙地图，它将成为文化和旅游产业发展的独特助力。当读者翻开这本书，了解到老北京酸梅汤、宁夏八宝茶、陕西牛羊肉小炒泡馍等美食背后的中药奥秘时，也会对这些地方的文化产生浓厚的兴趣。这将吸引更多游客踏上探索之旅，去亲身体验当地的风土人情，品尝地道美食，感受中医药文化在生活中的渗透。同时，这本书还可以作为一本有趣的科普读物，让读者在轻松愉快的阅读中，了解各种美食中中药的功效，增长健康知识。无论是在闲暇时光，还是在家庭聚会中，这本书都能为读者带来一份别样的乐趣和收获。

最后，我也希望这本书能够激发更多人对中医药文化的兴趣和热爱。中医药文化源远流长，它是中华民族智慧的结晶，值得我们每个人去传承和发扬。通过这本书，我希望能够让更多的人认识到中医药的价值，让中医药文化在现代社会中焕发出新的生机与活力，同时也为文化和旅游事业的发展增添一抹独特的亮色。

愿这本书能成为你探索美食与中药世界的一把钥匙，带你领略其中的无限风光，也引领你踏上一场精彩纷呈的文化之旅。

李　蕊

2025年1月

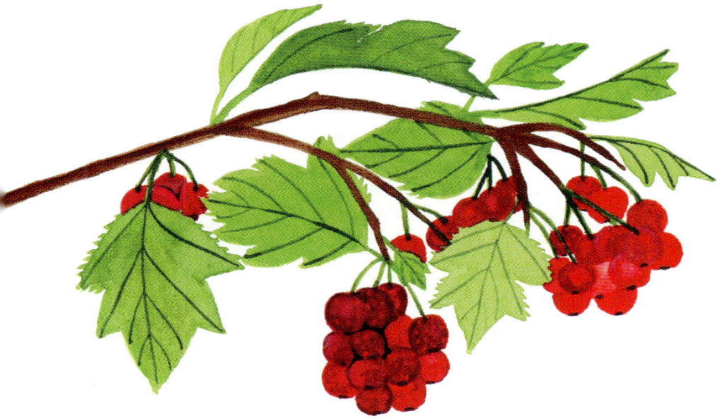

# 目录

## 1 北京酸梅汤

老北京酸梅汤味道酸甜可口，具有理气健脾、生津止渴、祛痰止咳等功效。

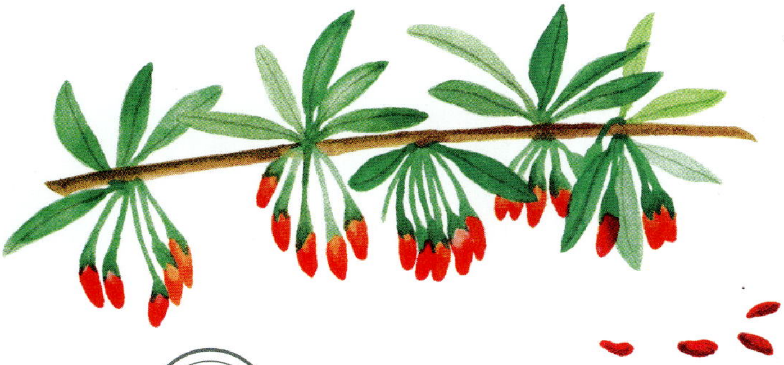

# 2 宁夏八宝茶

宁夏八宝茶是一种融合了多种干果和茶叶的传统饮品，具有滋阴润肺、清嗓利喉、养血安神等功效。

## 3 陕西牛羊肉小炒泡馍

陕西牛羊肉小炒泡馍是一道具有西北特色风味的佳肴。它是将炖煮的牛、羊肉与筋道的泡馍相结合，具有补益气血、健脾宽中、滋阴润燥等功效。

# 4 山东枣庄炸串

山东枣庄炸串以独特工艺著称，精选的食材裹上特调面糊，经高温炸至金黄，再佐以秘制酱料，形成独特风味。

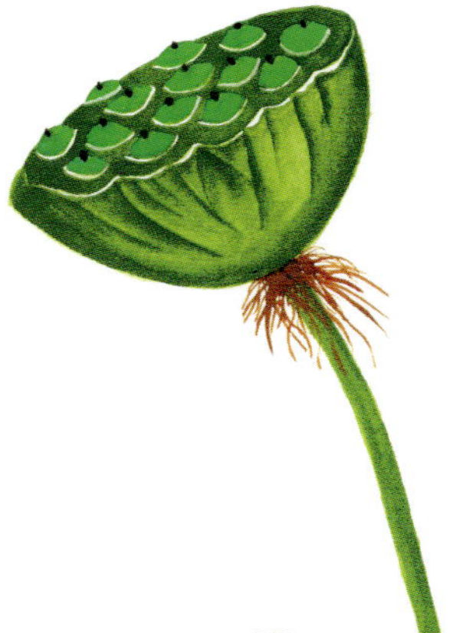

# 5 山东阿胶糕

山东阿胶糕是以阿胶为主要原料的滋补膏状食品，具有补益气血、润燥之功效。

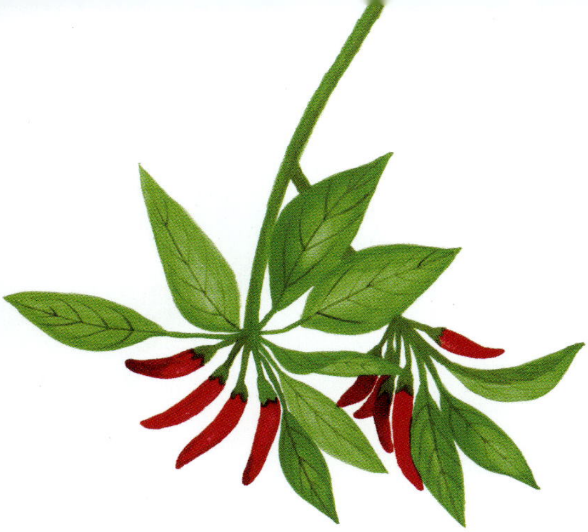

# 6 四川麻辣烫



四川麻辣烫是以各种食材搭配特制辣汤煮制而成的地方特色小吃，具有健脾补肺、固肾益精的功效。

# 7 贵州丝娃娃

丝娃娃是贵州特有的风味小吃，以其薄如纸、软似丝的面皮和丰富的馅料搭配而闻名，具有开胃健脾、利水化滞等功效。

# 8 云南过桥米线

云南过桥米线是以独特的吃法和浓郁的骨头汤而闻名的地方特色小吃，具有益气补精、滋阴润燥等功效。

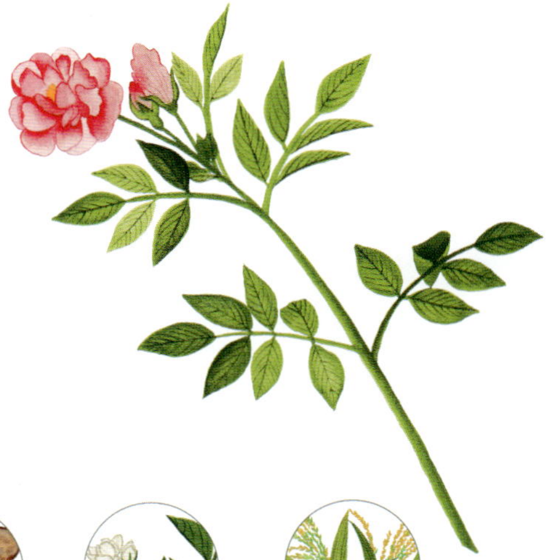

# 9 云南鲜花饼

鲜花饼是以食用鲜花为特色的云南的传统糕点，具有理气解郁、和血散瘀等功效。

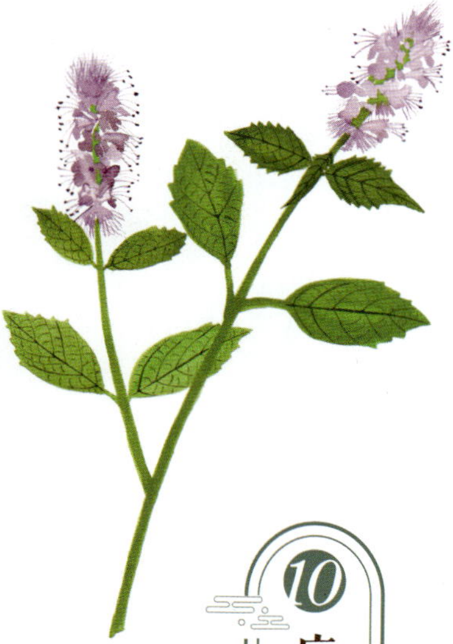

# 10 广东凉茶

广东凉茶是一种以中药材熬制的具有清凉散热、解暑祛湿功效的草本饮品。

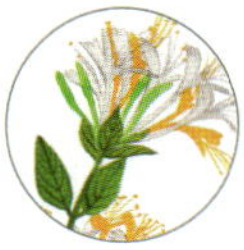
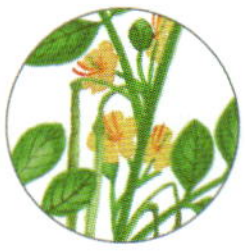
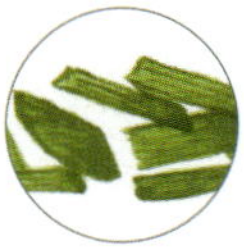
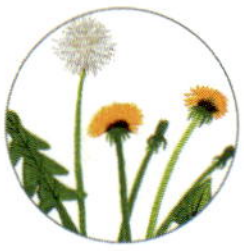



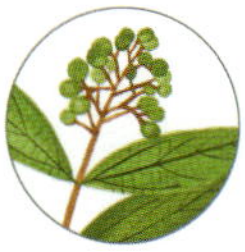
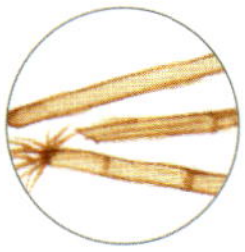
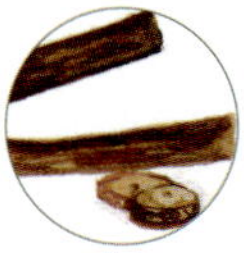
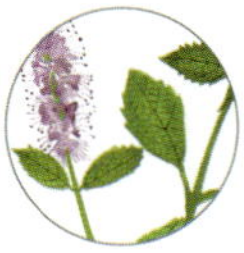

# 1

# 老北京酸梅汤

北京市，简称“京”，是中华人民共和国的首都、直辖市，是我国历史文化名城。北京市地处北方内陆地区，东与天津市相连，其余与河北省相邻。

老北京酸梅汤是一种我国传统的消暑饮料，最早起源于元代，距今已有几百年的历史。它以乌梅、山楂、甘草、陈皮、玫瑰茄、桂花、桑椹、薄荷八味中药为基础，配以冰糖熬煮而成。老北京酸梅汤味道酸甜可口，具有理气健脾、生津止渴、祛痰止咳等功效。

大家在家中就可以烹制，首先需要准备以下材料：乌梅 30 克，山楂 25 克，甘草 10 克，陈皮 5 克，玫瑰茄 5 朵，冰糖 60 克，桂花、桑椹、薄荷等少许，以及 1500 mL 的水。具体制作步骤如下：先将乌梅、山楂、甘草、陈皮、玫瑰茄、桑椹、薄荷用清水洗净后置入锅内，然后加入 1500 mL 的纯净水浸泡 2 小时。再用大火煮开，小火熬煮 30 分钟后加入冰糖。最后关火过滤，撒上少许桂花放凉或冰镇即可。

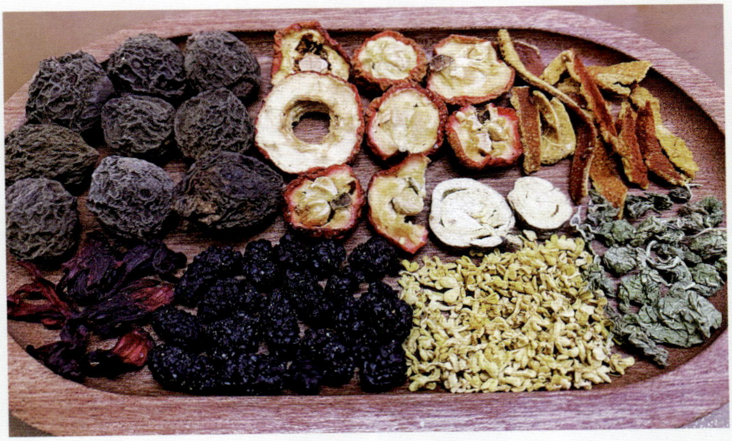

夏季气温高时，人们容易感到口渴和疲惫。老北京酸梅汤能够有效缓解夏季的这种不适感，特别是在芒种和处暑这两个节气喝老北京酸梅汤，效果更佳。芒种是夏季的第三个节气，这个时节人们容易上火和中暑。酸梅汤不仅能生津止渴，还能消暑降温，可为炎炎夏日带来清凉。处暑是秋季的第二个节气，有的人会有秋乏的感觉，酸梅汤不仅可以消暑生津，还能提神醒脑，帮助人们恢复精力。

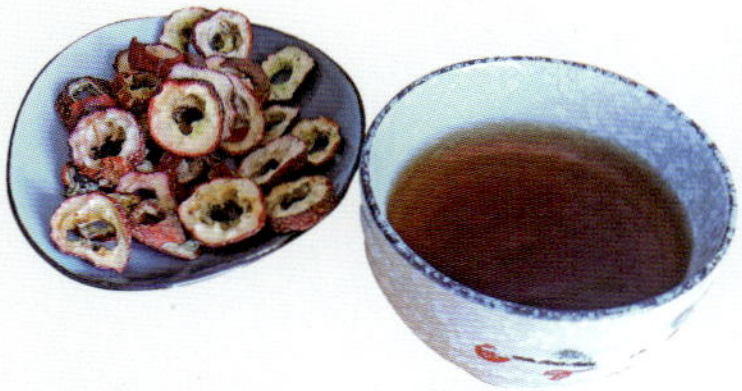

# 乌梅

《中国药典》

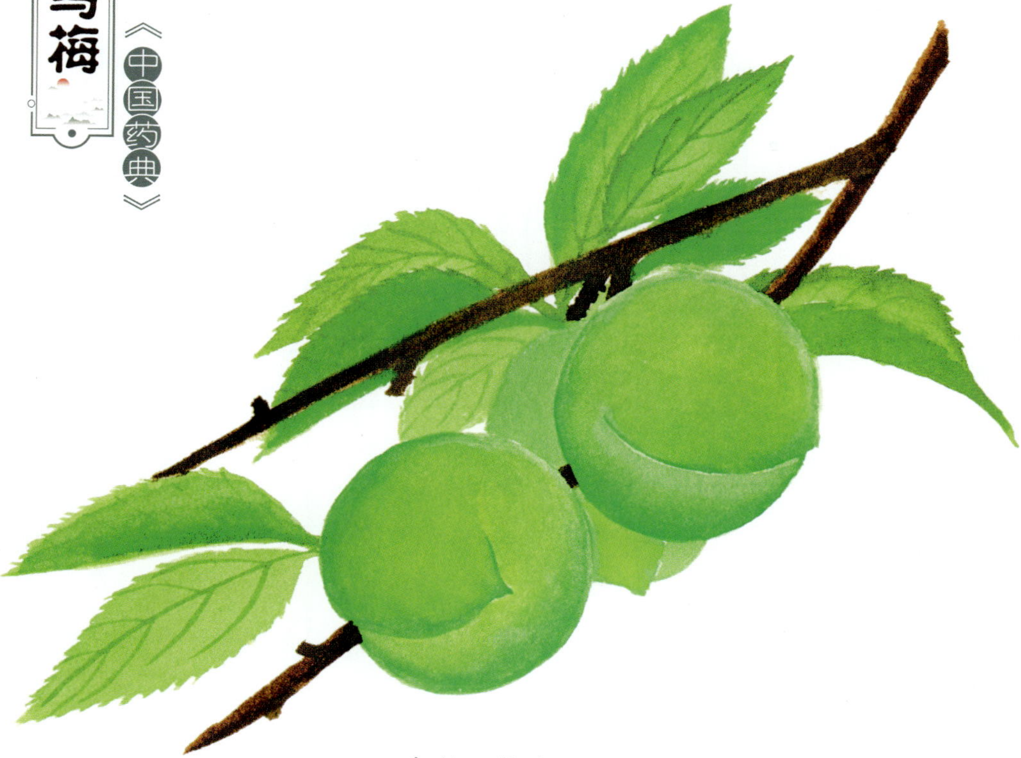

乌梅，能收肺气，治燥咳，肺欲收，急食酸以收之。

——《汤液本草》

别称 酸梅、黄仔、合汉梅、干枝梅。

性味 酸、涩，平。

归经 归肝、脾、肺、大肠经。

贮藏 置阴凉、干燥处，防潮。

# 声声慢·乌梅

新新翌翌，青青菁菁，翠翠实实依依。
孟秋望梅时候，青果遇期。
暮春共赏雅月，日复焙、乌梅缓疾？
定咳久，敛肺金，涩肠安蛔俱及。
虚热烦渴伏息。泄痢缓，味酸性温安心神？
遥想碧罗，往复巧得玄衣？
熏制酸果奇饮，妙生津、珍珍戚戚。
语难尽，暗香繁树养肝脾！

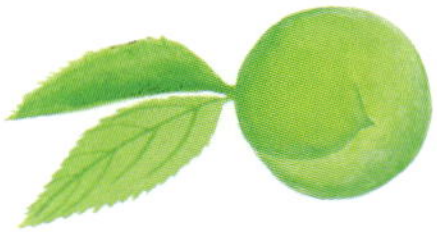

乌梅为蔷薇科植物梅的干燥近成熟果实。夏季果实近成熟时采收，低温烘干后闷至色变黑。乌梅名字中的“乌”来源于它的颜色，“梅”则来源于它的原形，即青梅。乌梅具有敛肺、涩肠、生津、安蛔的功效，可用于肺虚久咳、久泻久痢、虚热消渴、蛔厥呕吐、腹痛等的治疗。

乌梅还可以作为烹饪调料使用，在食物烤制、煮汤等过程中也可以加入适量乌梅，以提升菜肴的口感和风味。

# 山楂

《中国药典》

山楂，若以甘药佐之，化瘀血而不伤新血，开郁气而不伤正气，其性尤和平也。

——《医学衷中参西录》

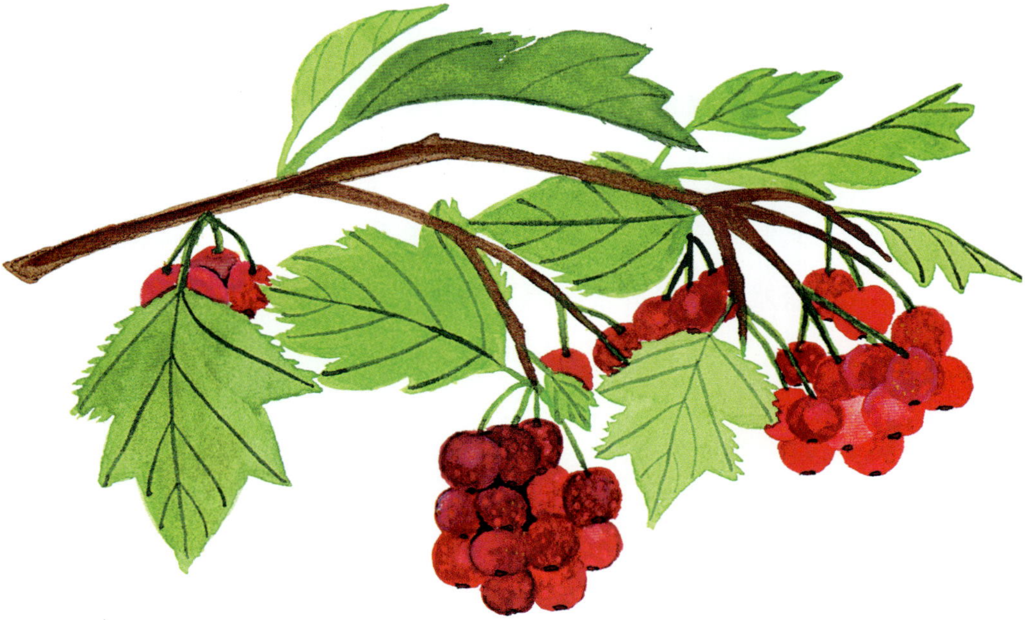

**别称** 棠梂子、映山红果、海红、酸梅子。

**性味** 酸、甘，微温。

**归经** 归脾、胃、肝经。

**贮藏** 置通风、干燥处，防蛀。

## 一剪梅·山楂

累累红果枝头爬。冰韵红纱，布衣独夸。
迎风昂首保春华？贞心不渝，唯酸果花。
健胃消食馈福娃。行气散瘀，降脂除乏。
味甘性温除浮杂，胸痹通达，胀满通达。

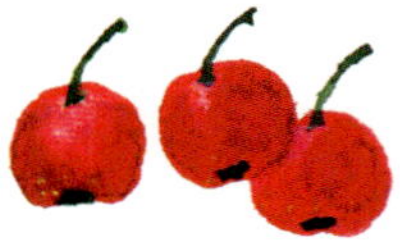

山楂为蔷薇科植物山楂或野山楂的果实。秋季果实成熟时采摘。山楂采得后，横切成厚 1.5 ~ 3 mm 的薄片，立即晒干。野山楂采得后，晒干即可，或压成饼状后再晒干。山楂具有消食健胃、行气散瘀、化浊降脂的功效，可用于肉食积滞、胃脘胀满、泄痢腹痛、瘀血经闭、产后瘀阻、心腹刺痛、胸痹心痛、疝气疼痛等的治疗。

山楂不仅可以生食，还可以加工成果汁、果酱等食品。山楂树也因为形态优美，果实颜色鲜艳，被广泛用于园林景观和家庭园艺之中。

# 甘草

《中国药典》

主五脏六腑寒热邪气，坚筋骨，长肌肉，倍气力，金疮肿，解毒。久服轻身延年。

——《神农本草经》

## 一剪梅·甘草

安内攘外止劳伤。定魄安魂，化解痈疮。
国老美草调诸方？蜜甘解毒，生用泻逐。
补脾益气养中堂。纤纤草根，燮理阴阳。
缓急止痛人安详，犹未成良，却定应良。

甘草为豆科植物甘草、胀果甘草或光果甘草的干燥根和根状茎。春、秋季采挖，除去茎基、枝杈、须根等，截成适当长短的段，晒至半干，打成小捆，再晒至全干。甘草具有补脾益气、清热解毒、祛痰止咳、缓急止痛、调和诸药的功效，可用于脾胃虚弱、倦怠乏力、心悸气短、咳嗽痰多、脘腹疼痛、四肢挛急疼痛、痈肿疮毒等的治疗，或用来缓解药物毒性及烈性。

甘草具有调和药性的作用，能够协调各种药物之间的关系，使其发挥更好的疗效。

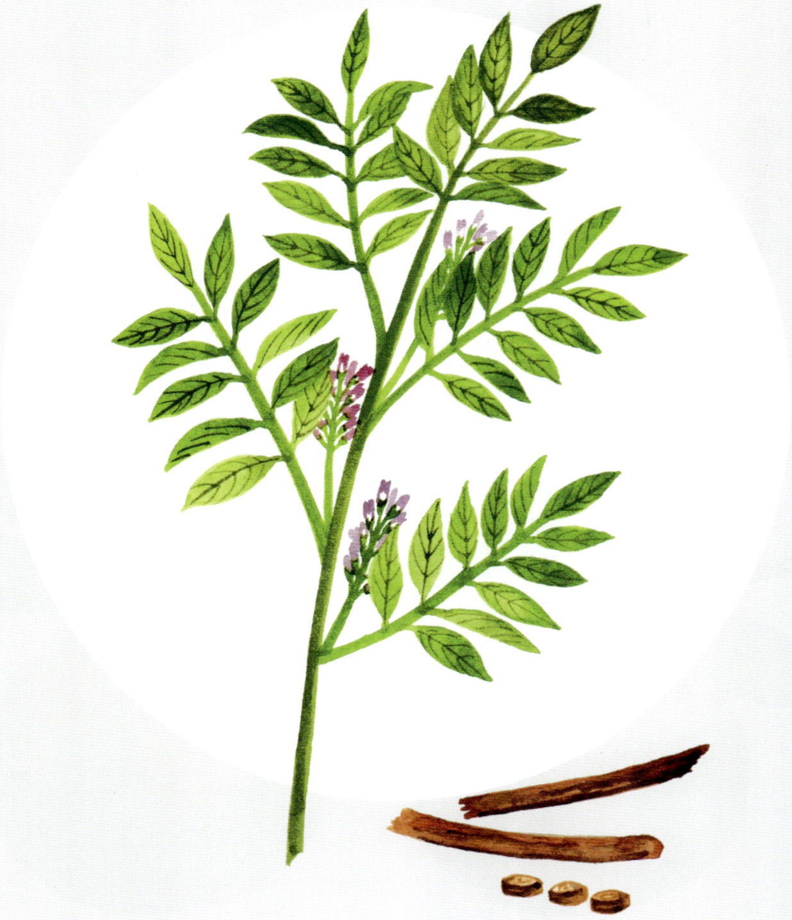

别称 国老、甜草、甜根子。

性味 甘，平。

归经 归心、肺、脾、胃经。

贮藏 置通风、干燥处，防蛀。

注意 不宜与海藻、京大戟、红大戟、甘遂、芫花同用。

# 陈皮

《中国药典》

能燥能宣，有补有泻，可升可降。同补药则补，泻药则泻，升药则升，降药则降。为脾、肺气分之药。调中快膈，导滞消痰。

——《本草备要》

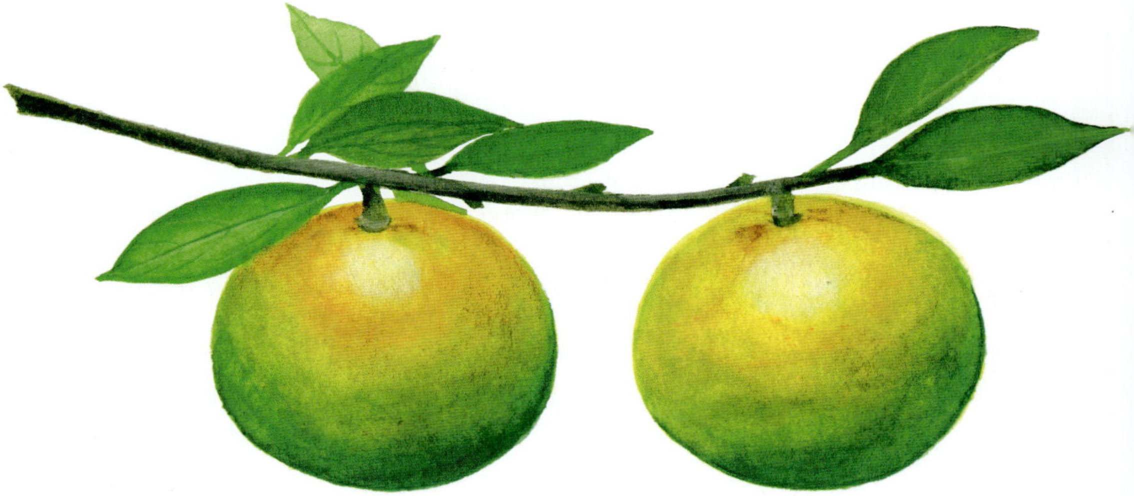

别称　橘皮。

性味　苦、辛，温。

归经　归肺、脾经。

贮藏　置阴凉、干燥处，防霉，防蛀。

# 西江月·陈皮

化痰清肃华盖，芸香子实橘皮。
岁月陈化缓病疾，温和相濡依惜。
通达胃络肌腠，理气燥湿健脾。
味苦性温除宿积，培土生金消滞。

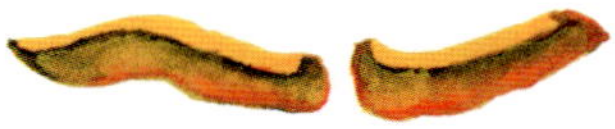

陈皮是柑橘的干燥成熟果皮，分为川陈皮和广陈皮。陈皮具有理气健脾、燥湿化痰的功效，可用于调理脘腹胀满、食少吐泻、咳嗽痰多等的治疗。

陈皮具有独特的口感和香味，泡茶或烹饪时也可以加入陈皮，以增加食物的口感和香气。优质陈皮自带独特的芳香，味微辛而不苦，时间越长，陈香愈发醇厚。低年份的陈皮有清新的果香和糖香，高年份的陈皮则有浓郁的陈香和药香。

陈皮的制作流程如下：首先选用新鲜柑橘，将其表面彻底清洗干净后，剥取完整无破裂的果皮，剔除残留果肉，以防霉变。随后进行果皮的翻皮晾晒，将果皮置于通风、阴凉处软化外皮，再转为阳光直晒。最后通过定型干燥处理，晾晒直至果皮完全脱水干燥。成品需存放于透气性良好的容器中，置于阴凉、干燥、通风、避光的环境中进行陈化，其间需检查以确保品质。

# 玫瑰茄

《中国药典》

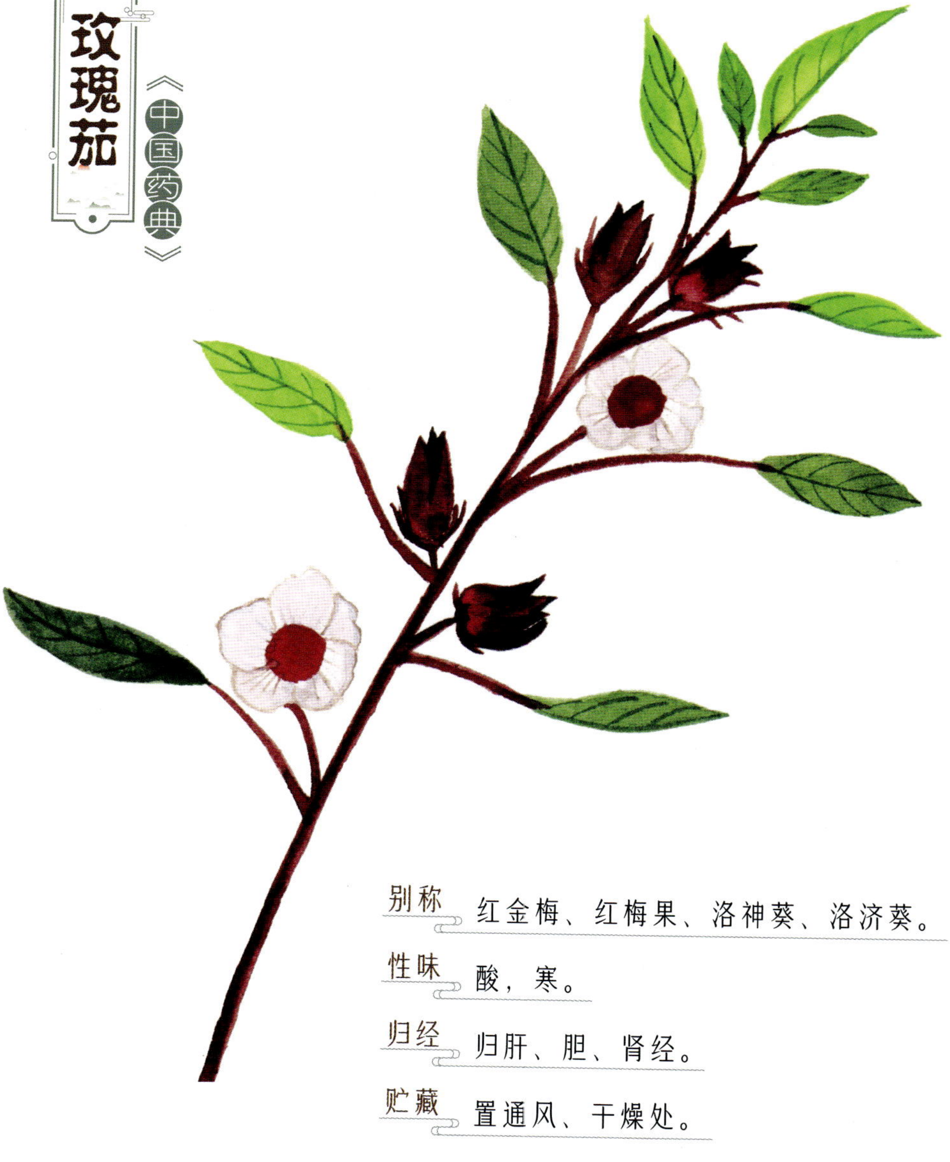

别称　红金梅、红梅果、洛神葵、洛济葵。

性味　酸，寒。

归经　归肝、胆、肾经。

贮藏　置通风、干燥处。

敛肺止咳，降血压，解酒。主肺虚咳嗽，高血压，醉酒。

——《中华本草》

## 木兰花·玫瑰茄

仲夏缤纷茜罗舞，喜暖畏寒洛神赋。
琼苞芳菲娇颜倾，绚丽烂漫得美誉。
敛肺止咳风清雅，烨然寒暄花语话。
味酸性寒锦葵行，花丛良方觅紫帕。

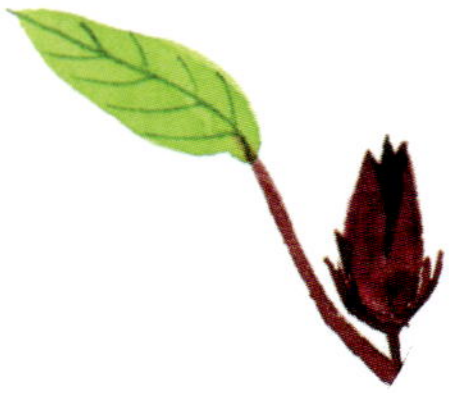

玫瑰茄为锦葵科植物玫瑰茄的共萼，具有敛肺止咳、降血压、解酒的功效，可用于肺虚咳嗽、高血压、醉酒等的治疗。

玫瑰茄不仅是一种具有药用价值的植物，同时还具有美容养颜和促进消化的作用，也被广泛用于制作茶饮和其他食品。比如用玫瑰茄、柠檬片和蜂蜜制作成的玫瑰茄蜂蜜茶，玫瑰茄和红枣制作成的玫瑰茄红枣茶，又如用玫瑰茄、银耳、百合和适量冰糖制作成的玫瑰茄银耳汤，不仅美味，还具有一定的药用功效，深受人们喜爱。但这些均不可过量饮用，否则容易导致腹泻等不适。

# 桂花

《中国药典》

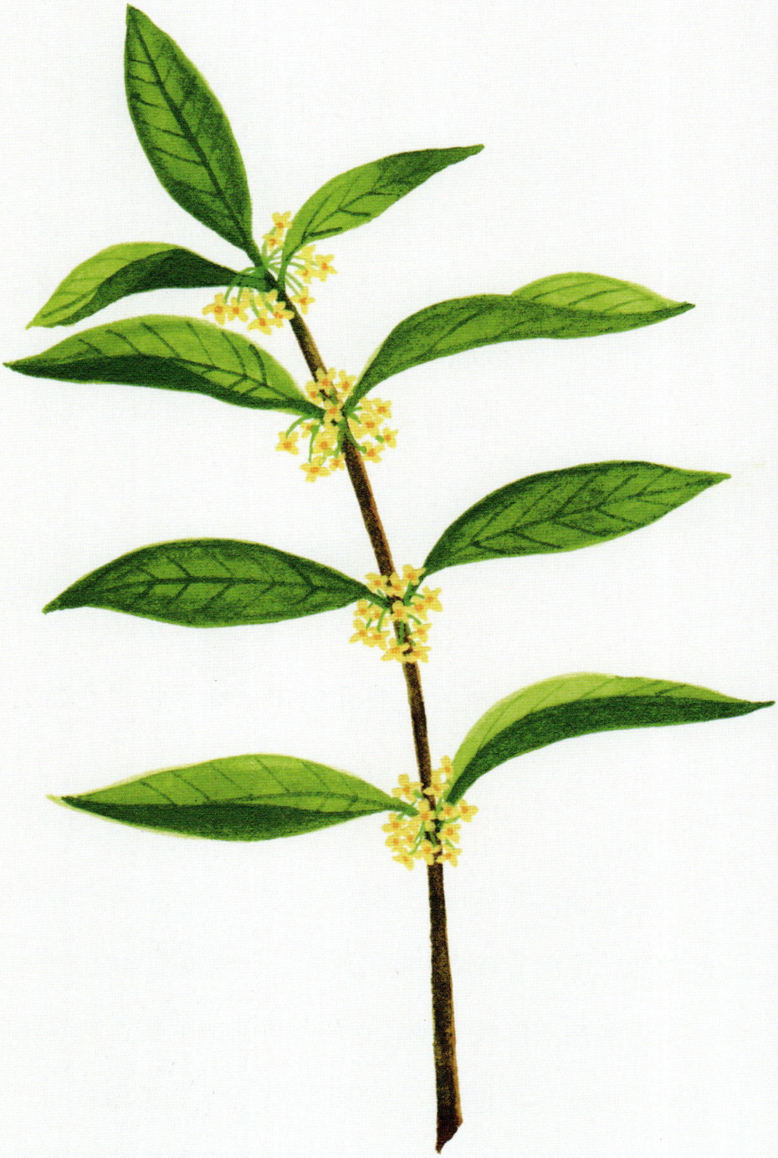

别称　木犀花。

性味　辛，温。

归经　归肺、脾、肾经。

贮藏　密闭贮藏，防止走失香气及受潮发霉。

散冷气，消瘀血，止肠风血痢。凡患阴寒冷气，瘕疝奔豚，腹内一切冷病，蒸热布裹熨之。

——《本草汇言》

## 破阵子·桂花

未逢建酉不见，伴月星隐相怜。
馥郁芬芳无浮怨，翠羽金裳醉为仙。
踽踽独志坚。
化痰散瘀咳定，清雅香盈繁英。
破血通痹开经闭，味辛性温水饮行。
巧入脾肺经。

桂花为木犀科植物木犀的花，也称为木犀花。9—10 月开花时采收，阴干，拣去杂质，密闭贮藏，以防止走失香气及受潮发霉。桂花具有化痰、散瘀的功效，可用于痰饮喘咳、肠风血痢、癥瘕、牙痛、口臭等的治疗。

桂花树秋季开花，花香浓郁，是现代园林中常用的园景树，对于美化环境有着显著的作用。桂花的香气还可以提取芳香油，用于食品制作及化妆品研制。也正是因为桂花的特殊香气，人们将其制为茶饮，不仅味道芳香，还具有美容养颜的效果。

桑椹

《中国药典》

## 破阵子·桑椹

敬孝拾椹异器，尊老乌发适宜。
乾坤精华粹营气，天地桑实贵相惜。
圣果奉布衣。
补肝益肾祛秘，益水固精风息。
生津润燥消瘰疬，滋阴消渴缓目疾。
莞尔遇良医。

别称　桑实、乌椹、黑椹、桑枣、桑粒。

性味　甘、酸，寒。

归经　归肝、肾经。

贮藏　置通风、干燥处，防潮，防蛀。

注意　脾胃虚寒便溏者禁食。

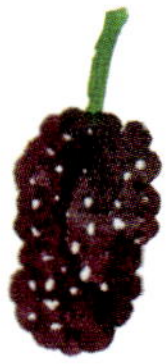

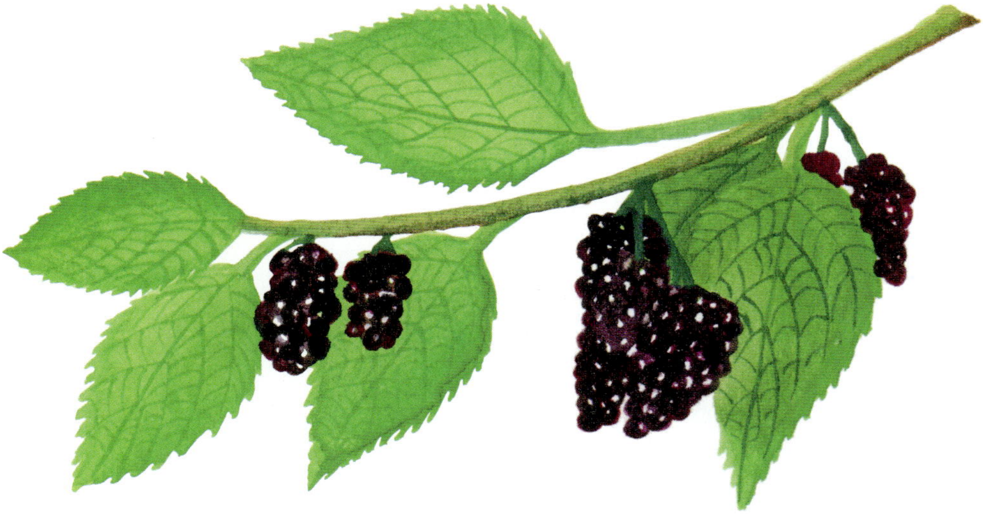

益肾脏而固精，久服黑发明目。

——《滇南本草》

桑椹为桑科植物桑的干燥果穗，也称为桑实。4—6月果实变红时采收，晒干，或略蒸后晒干。桑椹具有补肝、益肾、息风、滋阴的功效，可用于肝肾阴亏、消渴、便秘、目暗、耳鸣、瘰疬、关节不利等的治疗。

桑椹不仅具有一定的药用价值，同时，新鲜桑椹还可以直接食用，干燥后的桑椹则可以作为干果或被加工成美味的果酱。桑椹果酱的具体做法如下：将桑椹和适量白砂糖放入锅中加热出汁，小火熬煮，边煮边搅拌直至黏稠，再加入少许柠檬汁即成。然后将制作好的桑椹果酱装入消毒后的玻璃瓶，冷却后密封保存。营养丰富的桑椹不仅味道鲜美，而且也是健康和美容的"秘密武器"。

# 薄荷

《中国药典》

善解风邪，尤善解忧郁，用香附以解郁，不若用薄荷解郁更神也。

——《本草新编》

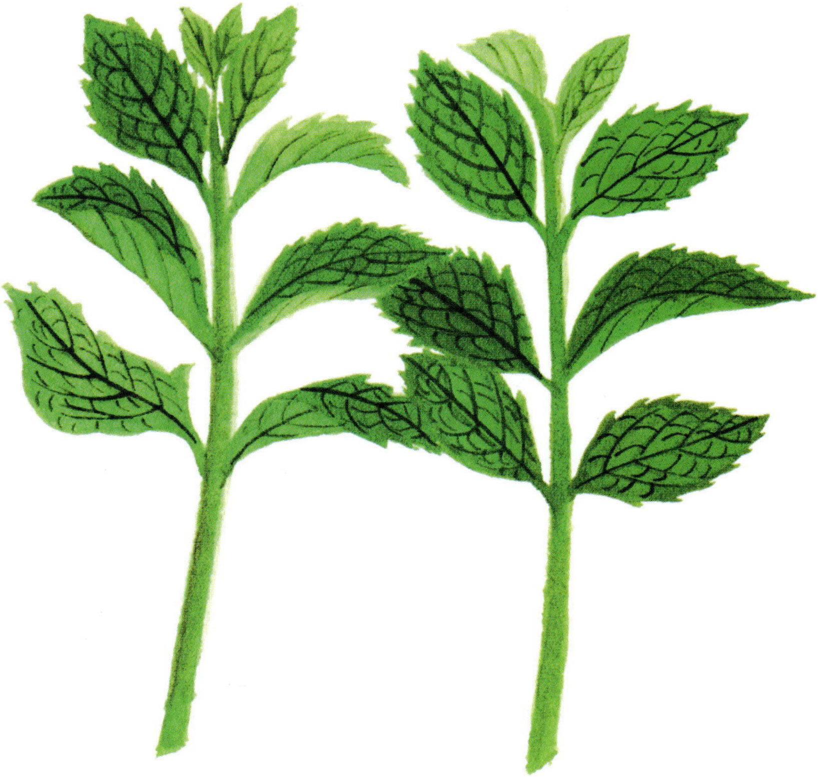

别称　蕃荷菜、夜息香。

性味　辛，凉。

归经　归肺、肝经。

贮藏　置阴凉、干燥处。

## 浣溪沙·薄荷

霜序馥郁沧浪娆，
蕤宾清雅碧山妖，
芳香怡神翠玉昭。
凉清肝木御火到，
辛合肺金目赤抛，
行气疏散风热消。

薄荷为唇形科薄荷属植物薄荷的干燥地上部分。夏、秋二季茎叶茂盛或花开至三轮时，选晴天，分次采割，晒干或阴干。薄荷具有疏散风热、清利头目、利咽透疹、疏肝行气的功效，可用于风热感冒、风温初起之头痛、目赤等的治疗。

薄荷在生活中的应用非常广泛，具有清凉和收敛的特性，可消除皮肤炎症、减少皮脂分泌、缩小毛孔等，使皮肤更加健康。薄荷的气味可以驱赶蚊虫，使其不敢靠近人体。薄荷还可以用于保持口腔卫生，清新口气，减少口腔细菌，缓解牙龈炎等。使用薄荷时需要遵循适量、适度的原则，并注意个体差异和安全问题。

2

# 宁夏八宝茶

宁夏回族自治区，简称“宁”，首府为银川，是我国省级行政区、五大少数民族自治区之一。宁夏地处我国的西北内陆地区，东邻陕西，西、北接内蒙古，南连甘肃。

宁夏八宝茶，又称为宁夏盖碗茶，是宁夏男女老幼喜爱的特色茶饮，以茶叶、沙枣、枸杞子、大枣、核桃仁、龙眼肉、白芝麻、葡萄八味为基础，配以黄糖（冰糖）及其他食材一起冲调，味道甘美怡人，清香悠远，具有滋阴润肺、清嗓利喉、

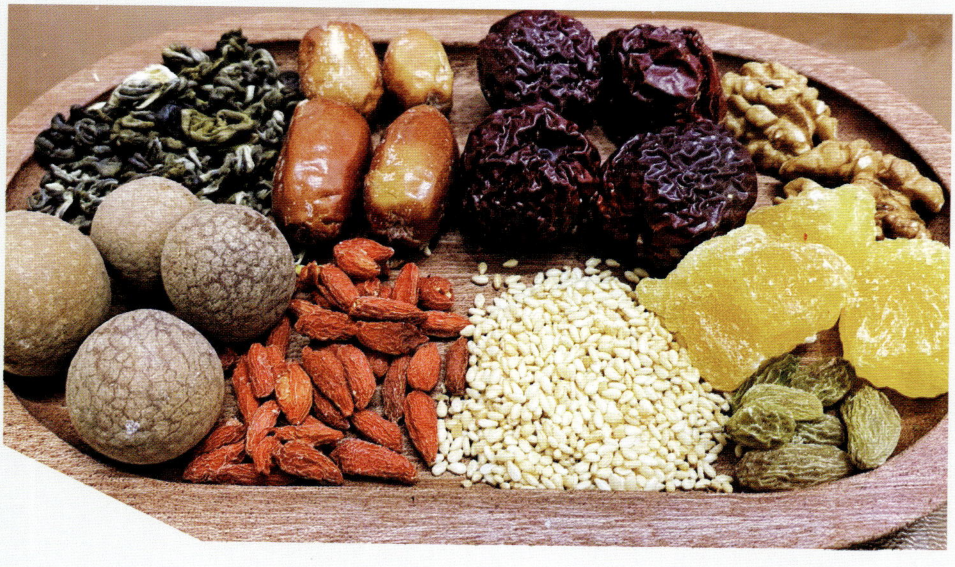

养血安神的药用功效。春季湿润，人们一般会在八宝茶中加入更多的枸杞子和红枣来调理身体；夏季燥热，会增加一些清凉的配料，如菊花或薄荷，用来清热解暑。

在我国广袤的土地上，茶文化有着极其深厚的历史底蕴和独特的地域特色。而在众多茶品之中，宁夏八宝茶以其独特的风味、丰富的营养价值及深厚的文化内涵，逐渐走进了人们的视野，成为宁夏一张亮丽的名片。

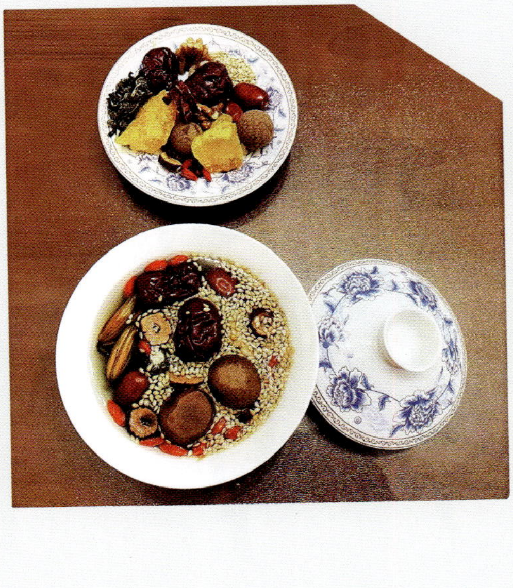

# 茶叶

《中药大辞典》

茶叶除烦止渴，解腻清神。

——《日用本草》

别称　荼（tú）、茗、荈（chuǎn）。

性味　苦、甘，凉。

归经　归心、肺、胃、肾经。

贮藏　置通风、干燥处。

注意　脾胃虚寒者慎服。

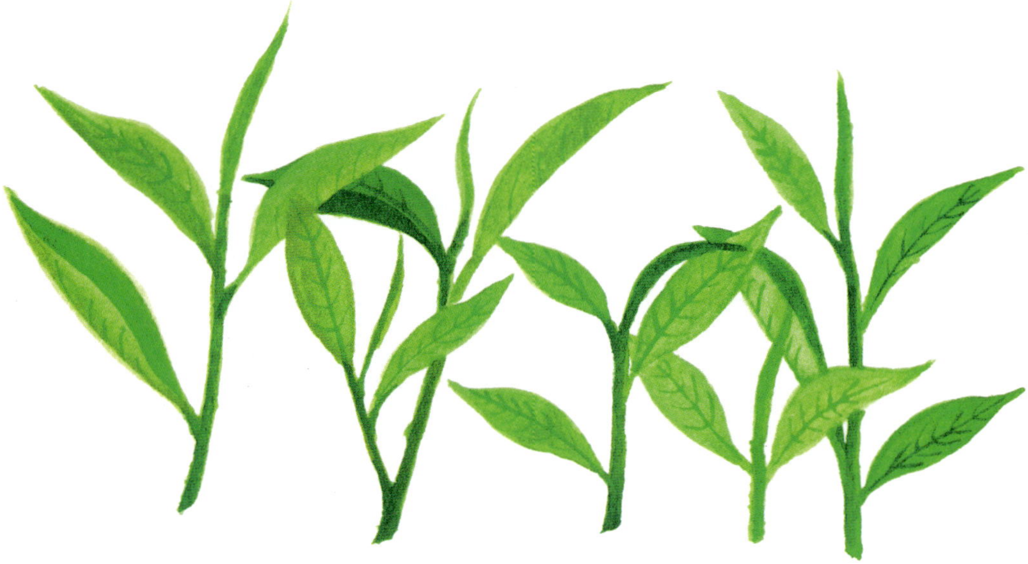

## 卜算子·茶叶

利肠清宿积，缓痢消烦渴。
悠然提梁入尘席，定魄独行者。
明前芽当惜，一如银针叶。
精行俭德缓病疾，浮世皆茗舍。

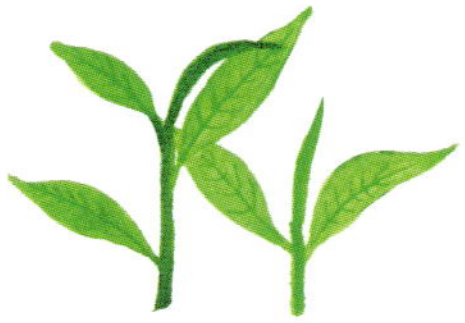

茶叶为山茶科茶属植物茶的嫩叶或嫩芽。培育 3 年即可采叶。4—6 月采春茶及夏茶。茶叶具有清头目、除烦渴、消食、化痰、利尿、解毒的功效，可用于头痛、头昏、目赤、多睡善寐、心烦口渴、食积、口臭、痰喘、小便不利、泄痢、喉肿、疮疡疖肿、水火烫伤等的治疗。

茶叶主要分为六大类，即绿茶、红茶、青茶、黑茶、黄茶和白茶。宁夏八宝茶通常选用绿茶作为基底。在冲泡八宝茶时，需要使用沸水来充分提取每一种配料的味道。随着冲泡次数的增加，每一次的味道都会有所不同。茶叶在生活中的应用很多，它可以吸附异味，净化空气，还可以消除食物的腥味和厨房的油烟味。用茶水洗浴，还可以清洁、调养皮肤和护理头发。

# 沙枣

《中药大辞典》

一名四味木，其实如枣，以竹刀剖则甘，铁刀剖则苦，木刀剖则酸，芦刀剖则辛。

——《酉阳杂俎》

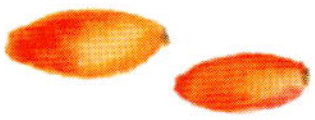

**别称** 银柳、红豆。

**性味** 甘、酸，平。

**归经** 归肺、肝、脾、胃、肾经。

**贮藏** 置通风、干燥处，防潮，防蛀。

沙枣为胡颓子科胡颓子属植物。以果实、树皮入药，树皮四季均可采剥，刮去外层老皮，剥取内皮，晒干备用。果实在秋末冬初成熟时采摘晒干。树皮具有清热凉血、收敛止痛的功效，可用于慢性气管炎、胃痛、肠炎、白带异常等的治疗。果实具有健脾止泻的功效，可用于消化不良的治疗。

同时，沙枣富含铁、维生素 C 和维生素 E 等营养物质，有助于促进血液循环和氧气输送，提高皮肤光泽度，延缓衰老过程。

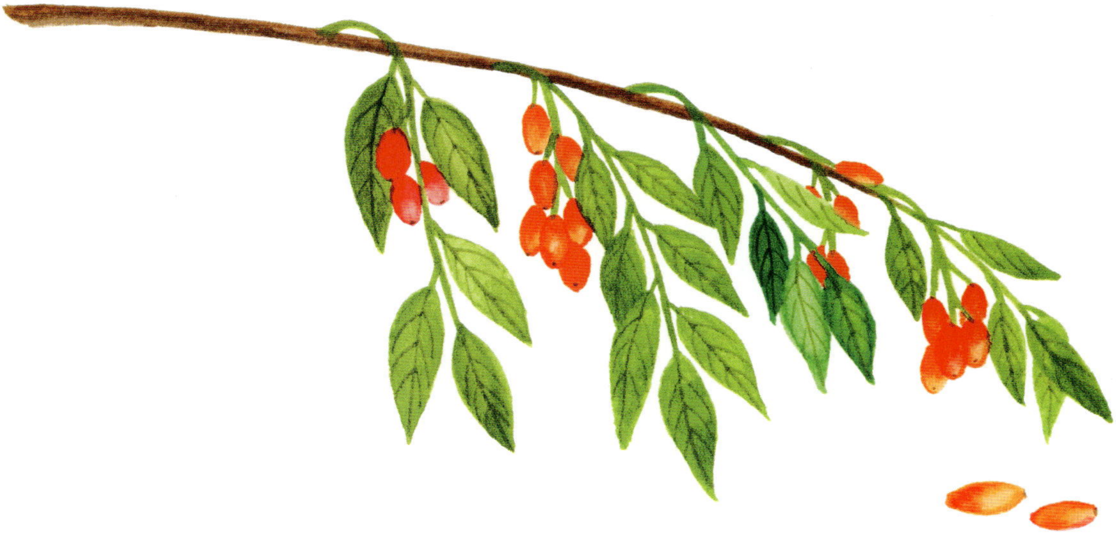

## 雨霖铃·沙枣

归根荒漠，岁迎寒风，结缔相托。
暮春落英无绪，芳未尽，暗香尤多。
坚贞不渝相守，唯戈壁超卓。
道郁郁，荒漠风波，沙枣盈盈望云阔。
定志益肾解烦愁，更愈添，止泻明睛眸！
落英金花何现？暮春时，共赏雅月。
不觉莞尔，下气愈咳清肺热。
觅良方养肝宁神，非银柳可说？

# 枸杞子

《中国药典》

枸杞感天令春寒之气，兼淂乎地之冲气，故其味苦甘，其气寒而其性无毒。

——《本草经疏》

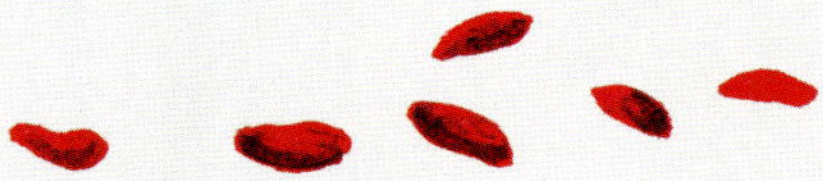

枸杞子为茄科植物枸杞子的干燥成熟果实。夏、秋季果实呈红色时采收，热风烘干，除去果梗；或晾至皮皱后，除去果梗。枸杞子具有滋补肝肾、益精明目的功效，可用于虚劳精亏、腰膝酸痛、眩晕耳鸣、阳痿遗精、目昏不明、内热消渴、血虚萎黄等的治疗。

宁夏是枸杞子的原产地和主要产地，有着悠久的枸杞子的种植历史和丰富的文化底蕴。在宁夏，枸杞子被誉为“红色摇篮”“生命之树”，是宁夏的特产和名片。在宁夏八宝茶中加入枸杞子，不仅是一种传统习俗，更因其独特的营养价值而备受推崇。枸杞子是常用的滋补药材，也是日常食疗的佳品，具有多种保健功效，可选取适量枸杞子与菊花、红枣、黄芪搭配，也可以直接温水冲泡用作日常保健。

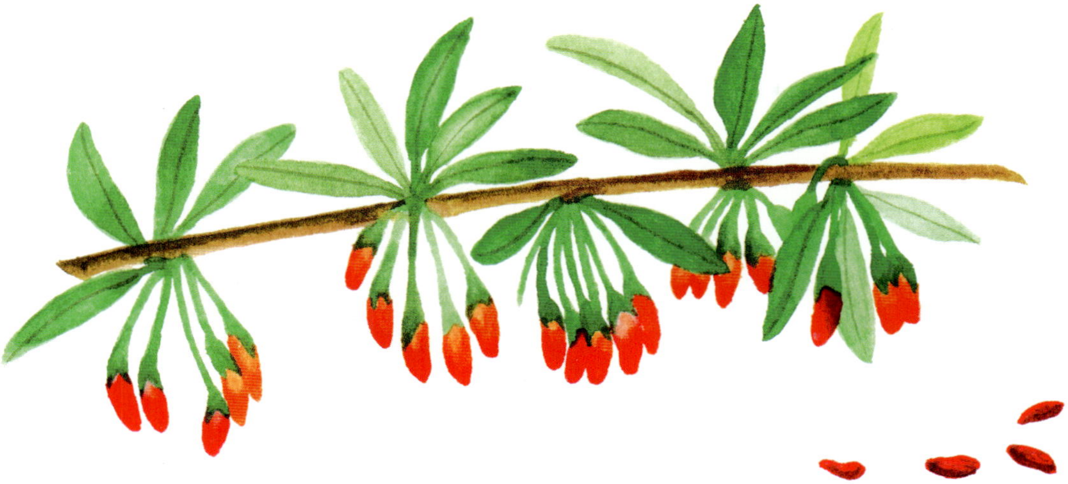

别称 苟起子、甜菜子、枸杞果、红耳坠、血枸子。

性味 甘，平。

归经 归肝、肾经。

贮藏 置通风、干燥处，防潮，防蛀。

## 浣溪沙·枸杞子

一袭天精草一株，
春叶夏花秋实逐。
暮色何时返归途？
霞影亥步云隐处，
滋补肝肾依汤炉。
益精明目病消无。

# 大枣

《中国药方》

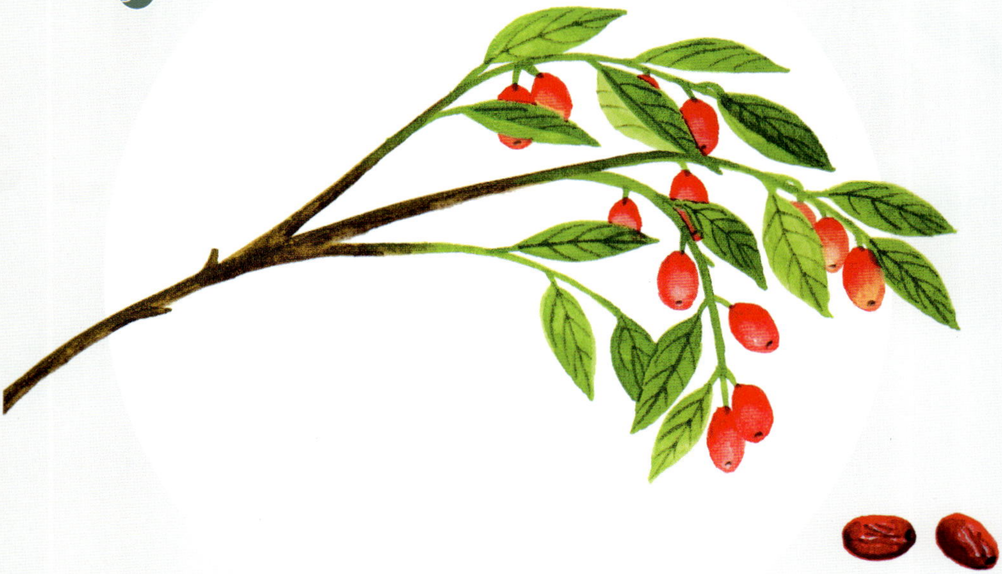

**别称** 枣、红枣、枣子。

**性味** 甘，温。

**归经** 归脾、胃、心经。

**贮藏** 置通风、干燥处，防潮，防蛀。

近北州郡皆出枣，帷青州之种特佳。晋州、绛州者虽大，而不及青州肉厚也。江南出者，坚燥少脂。

——《图经本草》

## 破阵子·大枣

养血安神红果，补中益气生津。
滋水涵木和营卫，润肺止嗽入太阴。
秋实治本虚。
枝皮消炎缓痢，健脾养胃利民。
安火培土通九窍，妇人脏躁待方临。
木根止崩居。

大枣为鼠李科植物枣的干燥成熟果实。秋季果实成熟时采收，晒干。大枣具有补中益气、养血安神的作用，可用于脾虚食少、乏力便溏、妇人脏躁等的治疗。

大枣是一种营养丰富、具有多种用途的果实，被广泛用于食品、药品和美容产品中。在我国，大枣的栽培已有数千年的历史，大枣产区培育出了多种优质的大枣品种。其中，金丝小枣以其细腻的口感和甜美的味道而著称，灰枣则以其坚实的外壳和丰富的营养价值受到人们的喜爱，而骏枣则以其个头大和肉厚核小的特点备受推崇。

# 核桃仁

《中国药典》

补气养血，润燥化痰，益命门，利三焦，温肺润肠。

——《本草纲目》

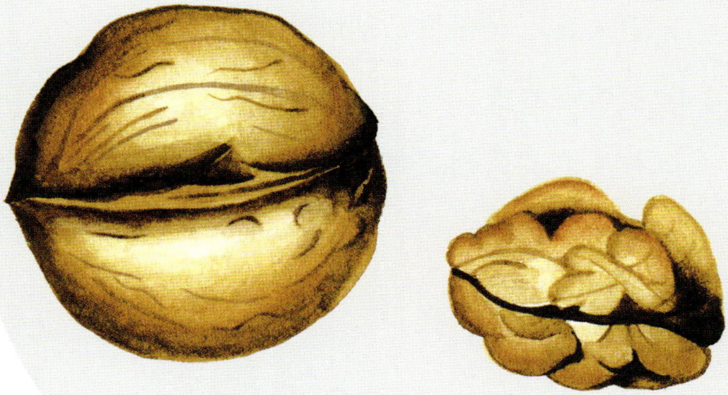

别称　胡桃仁、胡桃肉、核桃。

性味　甘，温。

归经　归肾、肺、大肠经。

贮藏　置阴凉、干燥处，防蛀。

## 采桑子·核桃仁

补肾温肺长寿礼，日滋月益。
青皮翠衣，缓虚强体壮腰膝。
健脑利思隔心断，朴实不凡。
掌中赏谈，平喘润肠定容颜。

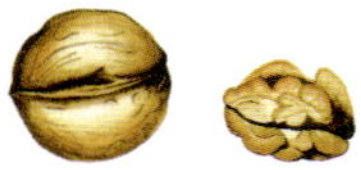

核桃仁为胡桃科植物胡桃的干燥成熟种子。秋季果实成熟时采收，除去肉质果皮，晒干，再除去核壳和木质隔膜。核桃仁具有补肾、温肺、润肠的功效，可用于肾阳不足、腰膝酸软、阳痿遗精、虚寒喘嗽、肠燥便秘等的调理。

寒露是秋天的第五个节气，也是二十四节气中的第十七个节气。在这个时节，核桃的表皮由青变黄，部分核桃表皮的顶端甚至会出现开裂，这是核桃成熟的表现。因此，民间有谚语称“寒露到，竹竿摇，小小的核桃仁满街跑”，表示这个时节是核桃收获的季节，也是各地核桃种植户开始采摘核桃的时候。

# 龙眼肉

《中国药典》

甘甜助火，亦能作痛，若心肺火盛，中满呕吐及气膈郁结者，皆宜忌用。

——《药品化义》

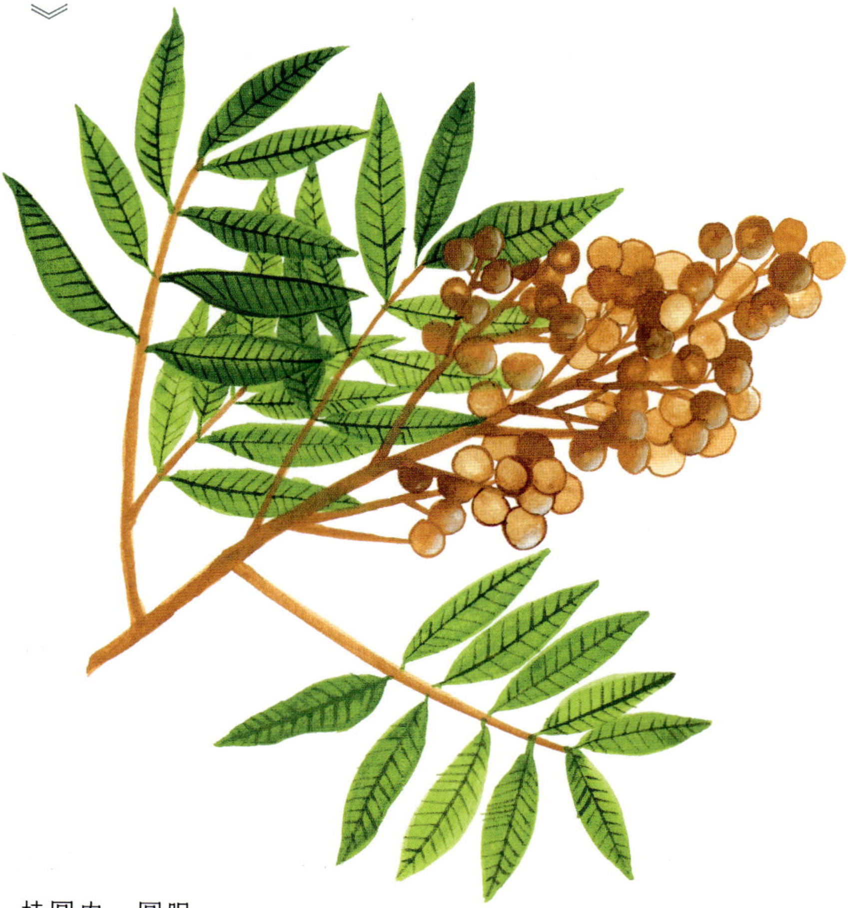

别称 桂圆肉、圆眼。

性味 甘，温。

归经 归心、脾经。

贮藏 置通风、干燥处，防潮，防蛀。

## 定风波·龙眼肉

肇秋素玉挂枝梢，补益心脾缓虚劳。
冰魂雪魄玲珑透，与谁？
莹润醇美月明昭。
味甘性温退饮消，醉饮，
延年驻容岁月饶。
养血安神润颜俏，影绰，
琼浆盈盈若玉瑶。

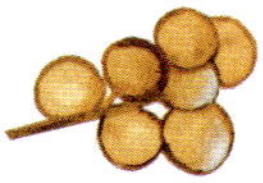

龙眼肉为无患子科龙眼属植物龙眼的假种皮。夏、秋季采收成熟果实，干燥，除去壳、核，晒至干爽不黏。龙眼肉具有补益心脾、养血安神的功效，可用于气血不足、心悸怔忡、健忘失眠、萎黄等的治疗。

白露是二十四节气中的第十五个节气，标志着仲秋时节的开始。这个时节，天气逐渐转凉，清晨的露水变厚，因此得名“白露”。龙眼作为一种秋季的时令水果，因其甘甜的口感和滋补的功效，成为白露时节的一种传统食物。

# 白芝麻

《中药大辞典》

（白芝麻）亦能润肺除燥，下通脾约便难。

——《本经逢原》

## 蝶恋花·白芝麻

春华秋实浮光漾。
微风拂扬，香醇美誉香。
煎烹黑白双子养，草本鸿藏布衣饷。
味甘性平脾约挡。
益精填髓，润燥安腑脏。
内外同调效用广，滑肠利道年寿长。

白芝麻为胡麻科植物脂麻的白色种子，具有润燥、滑肠的功效，可用于脾约便难、小儿头疮等的治疗。

白芝麻不仅具有药用价值，在百姓日常生活中的应用也很多。白芝麻含有丰富的油脂，尤其是不饱和脂肪酸，对健康有益，可以将其制成芝麻酱，用于凉拌菜或作为面食的调料。白芝麻也可以作为食物的一部分，如撒在面包、糕点上增加风味，或用于烹饪时的调味料。白芝麻还被应用于护肤品中，用来保持皮肤的健康和光泽。

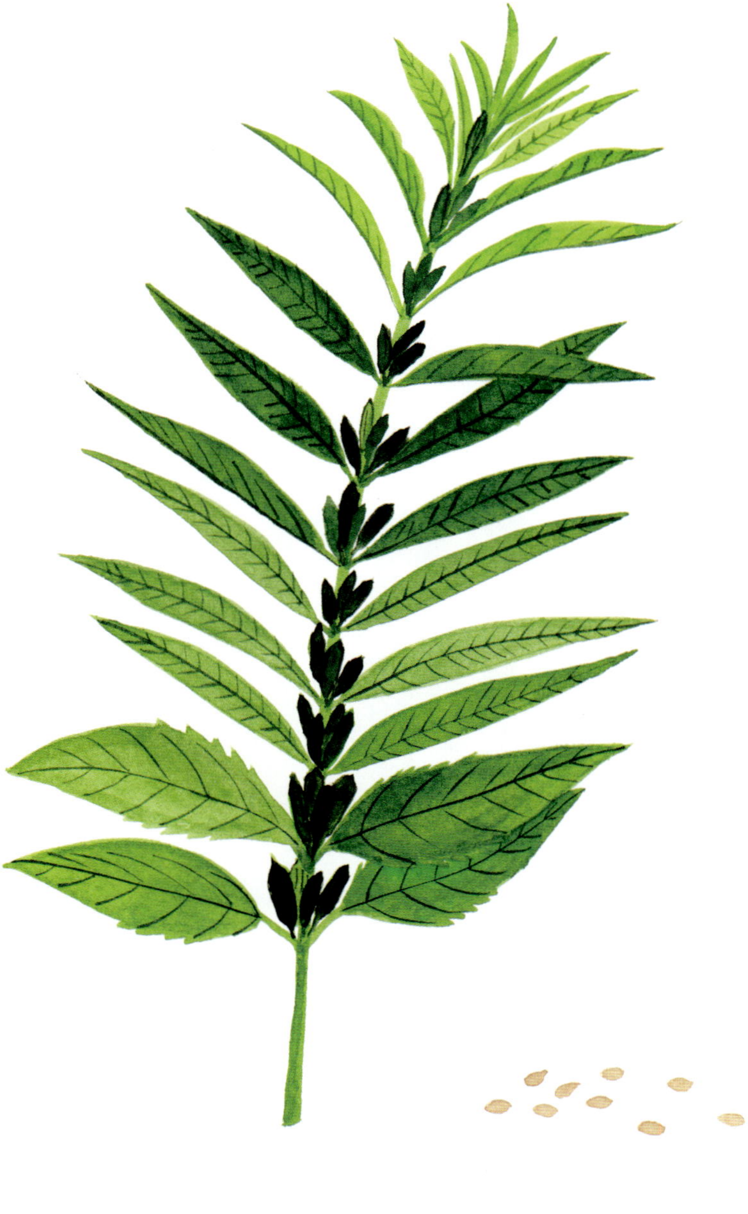

别称 白油麻、白胡麻、白脂麻。

性味 甘，平。

归经 归肝、肾经。

贮藏 置通风、干燥处，防潮，防蛀。

# 葡萄

《中药大辞典》

治时气发疮疹不出者，研酒饮。

——《本草图经》

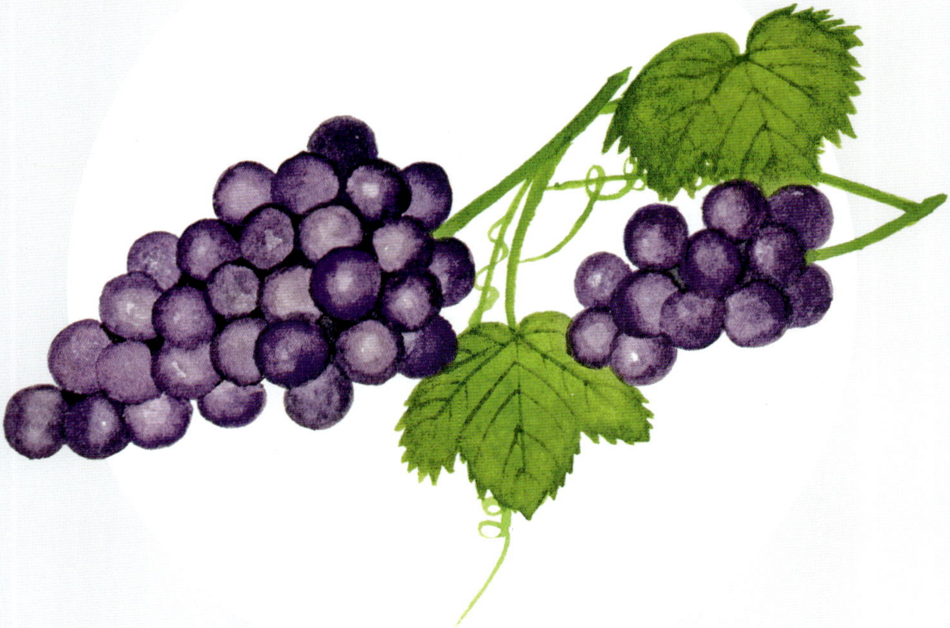

别称 草龙珠、山葫芦。

性味 甘、酸，平。

归经 归肺、脾、肾经。

贮藏 置通风、干燥处，防潮，防蛀。

## 蝶恋花·葡萄

根蒂蟠虬青须绕。
繁葩落英，缤纷扶枝笑。
骊润珠玑醉拂晓，轻披罗纱霜色俏。
解表透疹利淋溺。
除湿痛消，祛风正气到。
强筋壮骨终不老，蔓舞秋影浮光耀。

葡萄为葡萄科葡萄属植物，以果、根、藤入药。秋季采收，晒干或鲜用。葡萄具有补气血、强筋骨、利小便的功效，可用于气血虚弱、肺虚咳嗽、心悸盗汗、风湿痹病、淋病、浮肿等的治疗。

春分时节是葡萄开始萌芽的时候，此时需注意保护新芽，避免晚霜的影响。立夏之后，葡萄进入生长期，需要适量的水分和肥料来促进果实的发育。夏至到立秋之间，葡萄进入成熟期，这时要加强田间管理，保证充足的阳光和适当的水分，以利于果实糖分的积累。白露节气是葡萄采收的重要时期，此时的气候条件对葡萄的品质有着直接影响。

# 3

# 陕西牛羊肉小炒泡馍

陕西省，简称“陕”或“秦”，是我国的省级行政区，省会为西安。陕西地处北方内陆地区，与内蒙古、山西、河南、重庆、湖北、四川、宁夏和甘肃相接。

牛羊肉小炒泡馍是陕西的特色传统美食之一，它的制作过程非常讲究：先选用优质小麦粉精心揉制，烘烤成馍。再将选好的牛、羊肉加入多种调料进行炖煮，直至肉炖至酥烂、汤汁浓郁。

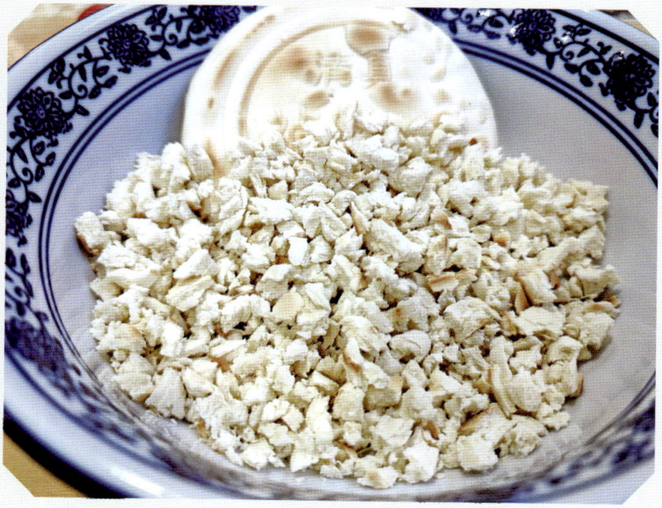

然后在炒锅中加油烧热，放入葱、姜、蒜爆香，加入黄花菜、木耳等食材翻炒至断生，再加入炖好的牛、羊肉及其汤汁，调入适量调料，翻炒均匀。最后，加入馍块混合。这样一道色、香、味俱佳的牛羊肉小炒泡馍就制作完成了。无论是从口味、食材还是制作工艺，这道美食都堪称一绝。而且，牛羊肉小炒泡馍中的黄花菜、木耳、黄大豆、山羊肉、番茄、鸡蛋和大蒜等食材均具有一定的药用功效，它以其独特的口味、丰富的营养深受广大食客的喜爱。

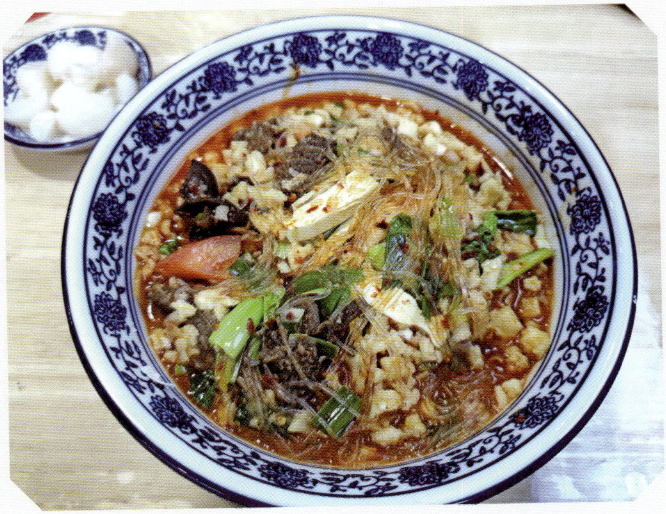

# 黄花菜

《中药大辞典》

萱草花，今为恒食之品，亦禀凉降之性。

——《本草正义》

## 蝶恋花·黄花菜

萱草含苞深情笃。

忘忧柠檬，引得布衣赴。

黄玉罗裙金针舞，宁心安寐五脏补。

食用佳肴药用术。

食辅解毒，药辅疾病愈。

愈后甘凉湿热诛，馨香良方亲眷嘱。

黄花菜为百合科植物萱草、黄花萱草或小萱草的花蕾。黄花菜具有利湿热、宽胸膈的功效，可用于小便赤涩、黄疸、胸膈烦热、夜少安寐、痔疮便血等的治疗。

黄花菜在我国的种植历史非常悠久，是一种耐旱易活的农作物，曾是灾荒年代的“救命菜”，承载着农耕社会人们的生存智慧。黄花菜的生产系统包括品种选育、种植栽培、农田管理等多个环节。2020 年，宿豫丁嘴金针菜生产系统被正式列入中国农业农村部第五批中国重要农业文化遗产。

别称　萱草花、金针菜。

性味　甘，凉。

归经　归心、肝、小肠经。

贮藏　置通风、干燥处，防潮。

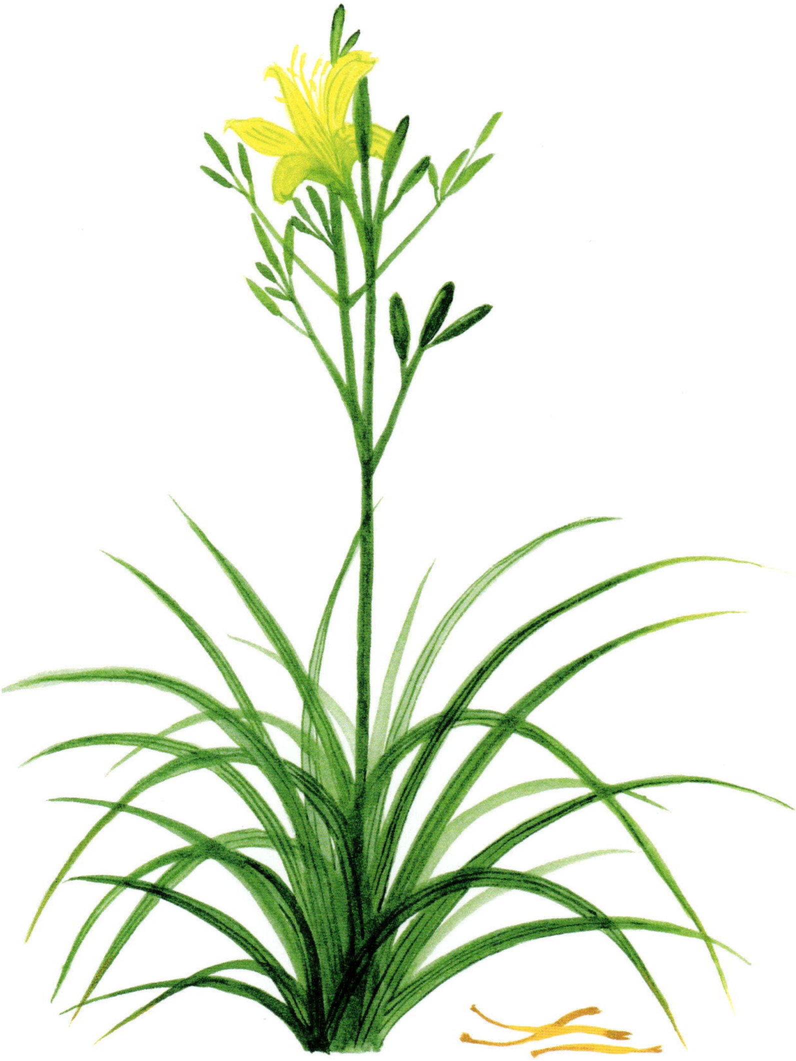

# 木耳

《中药大辞典》

木耳各木皆生，其良毒亦必随木性，不可不审。

——《本草纲目》

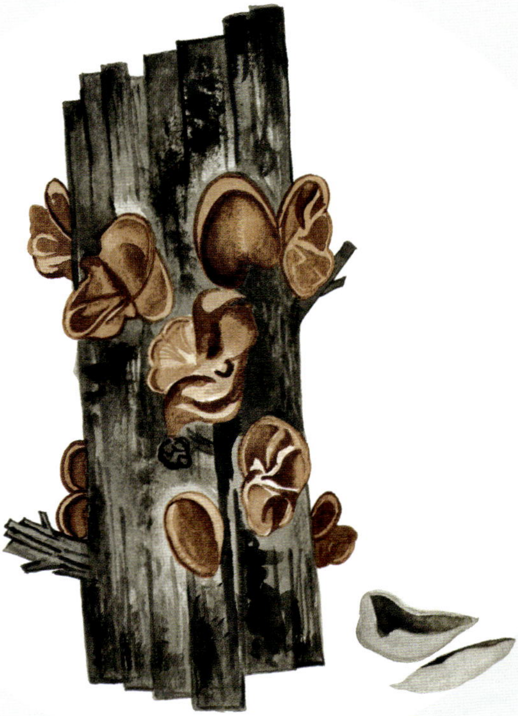

别称 黑木耳。

性味 甘，平。

归经 归肺、脾、大肠、肝经。

贮藏 置通风、干燥处，防潮。

# 定风波·木耳

若耳波缘予微香，栎榆腐木养云堂。
孤聆细雨拂青瓦，与谁？
微光杯盏思故乡。
滋阴润燥虚咳养，润凉，
米泔煎疗冷泪长。
崩淋痢疾皆消退，宽慰，
温酒煨汤安元阳。

木耳为木耳科木耳属真菌木耳、毛木耳及皱木耳的子实体。6—10月采收，采摘后放到烘房中烘干。木耳具有补益气血、润肺止咳、止血的功效，可用于虚劳、咳血、衄血、血痢、痔疮出血、崩漏、跌打伤痛等的治疗。

木耳不但具有很高的药用价值，而且口感细嫩、味道鲜美，是百姓餐桌上必不可少的一种食材，在素食和养生菜肴中备受青睐。生活中，以木耳为原料的菜品非常多，如家常菜木须肉，就是把木耳与鸡蛋、瘦肉片一同炒制，荤素搭配，营养十分丰富；又如鱼香肉丝，是用木耳丝、猪肉丝和笋丝搭配炒制而成，味道酸甜微辣，木耳则赋予其脆爽的独特口感。

# 黄大豆

《中药大辞典》

误食毒物，黄大豆生捣研水灌之；诸菌毒不得吐者，浓煎汁饮之。

——《本经逢原》

## 虞美人·黄大豆

黍稷粟麦不可少，布衣心中晓。
庖屋举炊民之汤，
坤灵馈食碧落望扶光。
轻丝邂逅水云雾，甘露泽黄土。
宽中化食健胃脾，
犹可润燥清疳止痢疾。

黄大豆为豆科植物大豆的黄色种子，具有健脾宽中、润燥消水的功效，可用于疳积泄痢、腹胀鼠疫、疮痈肿毒、外伤出血等的治疗。

黄大豆不仅具有一定的药用价值，而且营养丰富，常被制成豆浆、豆腐、豆皮、豆酱等各类食物。在生活中，其他应用也很多，如黄豆粉还被用作天然的清洁剂使用，稀释豆浆可用于浇灌植物。

别称　大豆。

性味　甘，平。

归经　归脾、胃、大肠经。

贮藏　置通风、干燥处。

注意　内服不宜过量。

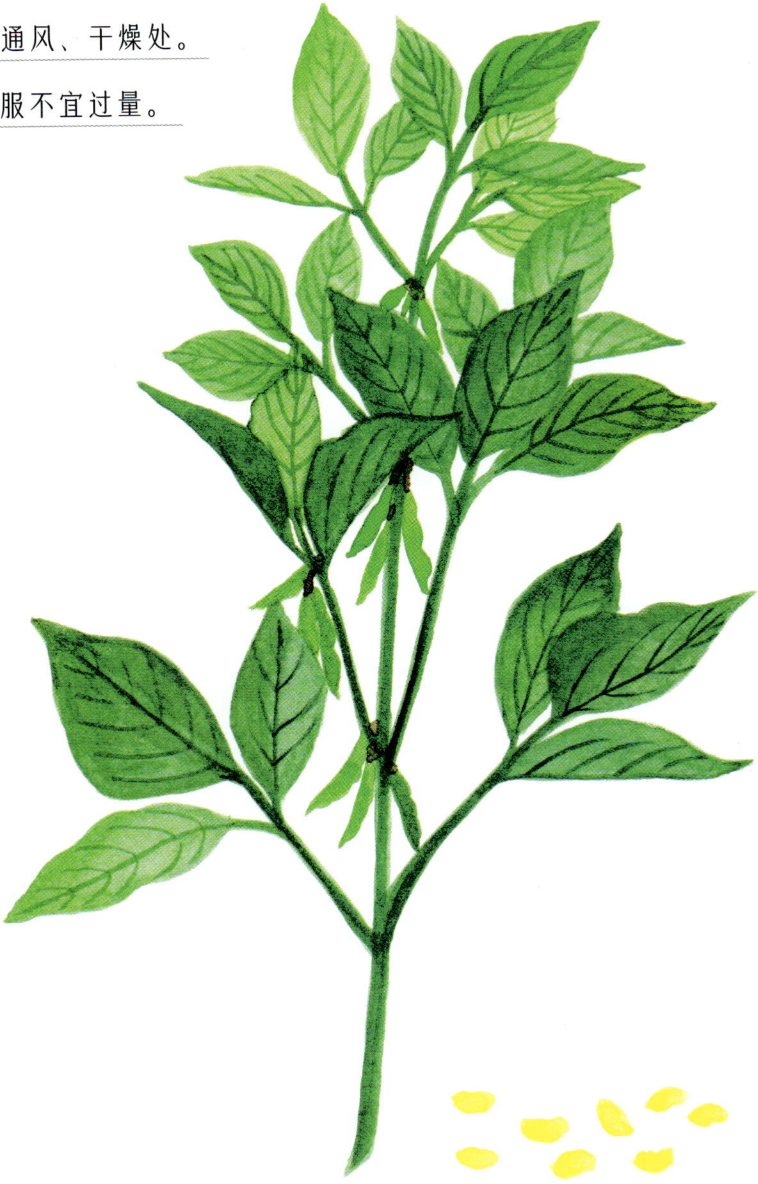

# 山羊肉

《中药大辞典》

疗筋骨急强，虚劳。益气，利产妇。

——《日用本草》

别称 羖肉、羝肉、羯肉。

性味 甘，热。

归经 归脾、胃、肾经。

贮藏 置通风、干燥处。

注意 外感时邪或有宿热者禁食。孕妇不宜多食。

山羊肉为牛科动物青羊的肉，具有补虚助阳的功效，可用于虚劳内伤、筋骨痹弱、腰脊酸软、阳痿、不孕等的治疗。

陕西拥有丰富的饮食文化和历史传统，山羊肉作为当地的特色食材之一，被广泛应用于各种美食制作中。除陕西牛羊肉小炒泡馍以外，还可以被制作成当归生姜羊肉汤、羊肉萝卜汤、山药枸杞炖羊肉等经典药膳。山羊肉相比其他肉类更加紧实，具有独特的嚼劲和香气，这使得牛羊肉小炒泡馍在口感上更加丰富多样。在烹饪过程中，山羊肉经过炒制和炖煮，能够吸收汤汁和调料，使得肉质更加鲜嫩多汁，同时也让泡馍更加入味。

# 将进酒·山羊肉

目极行送走天青迎火神，外柔内刚思敏捷。

目极行银装素裹展风韵，坚行正道留绰影。

强筋扶弱壮腰膝，补虚填精益中气。

味甘性热入肾脏，止带缓疟固元形。

前路漫长足下过，回首依旧迹依稀。

补虚损，缓劳伤，壮筋骨，助肾阳。

笑对半生饮，独自一盏米茗香。

宝璐琼浆皆过客，玉锦膏粱醉庭府。

遥望千年孤冢处，一生纷争欲何来。

不若对酌炙羝肉，鲜香浓郁延年寿。

水草丰美临广泽，牛羊塞道引清流。

赏美景，沁心神，上郡横山白绒羽，延袤千里馈黎民。

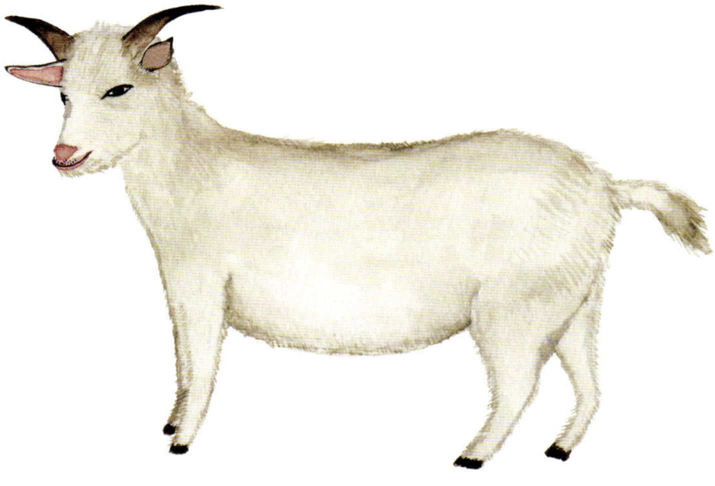

# 番茄

《中药大辞典》

生津止渴，健胃消食。治口渴，食欲不振。

——《陆川本草》

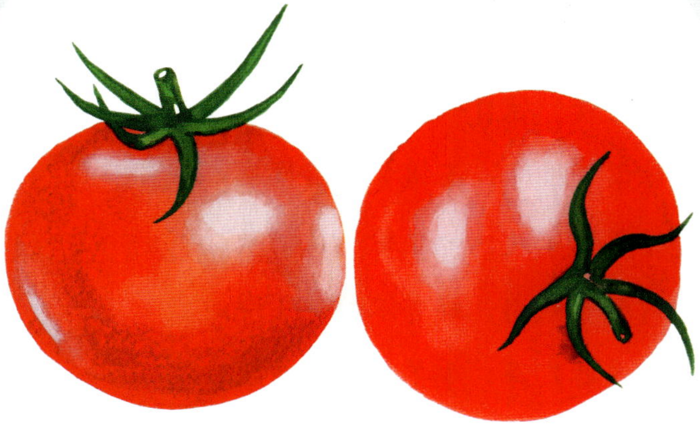

**别称** 西红柿、番李子、金橘。

**性味** 甘、酸，寒。

**归经** 归脾、胃、肝经。

**贮藏** 置通风、干燥处。

## 蝶恋花·番茄

浮光倚云丛间照。
甘酸性平，生津止渴药。
健胃化滞善消导，益气延年积福兆。
青阳稚拙清夏笑。
清夏艳阳，青阳遥盼到。
朝霞映日悄然扰，喜报三元色渐消。

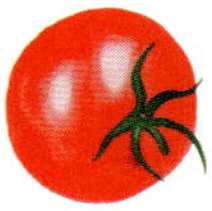

番茄为茄科植物西红柿的新鲜果实，具有生津止渴、健胃消食的功效，可用于口渴、食欲不振等的治疗。

番茄作为一种食材，应用非常广泛。它可以作为主菜，也可以作为配菜、调料或酱汁与各种食材搭配，为菜肴增添丰富的口感和营养价值。在牛羊肉小炒泡馍中加入番茄，不仅丰富了菜肴的口味和营养，其酸甜口味还能够与牛、羊肉的鲜美味道相互融合，平衡了肉类的油腻感。这种口味的中和作用让整个菜肴更加和谐，让食客在享受美味的同时，也能体验到层次丰富的味觉感受。

# 鸡蛋

《中药大辞典》

治大人及小儿发热，可取卵三颗，白蜜一合，相和服之。

——《食疗本草》

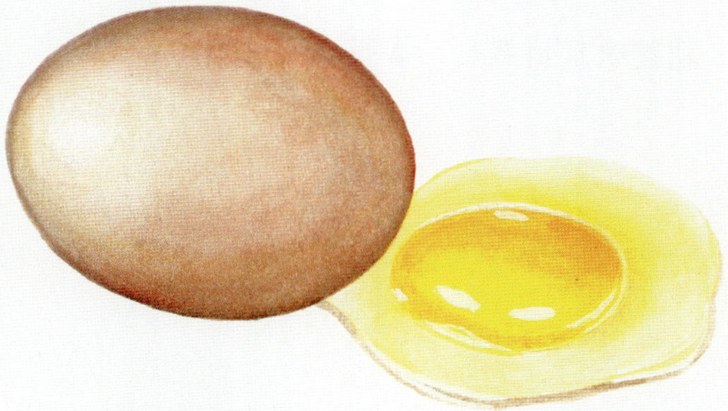

别称　鸡卵、鸡子。

性味　甘，平。

归经　归肺、脾、胃经。

贮藏　置通风、干燥处。

注意　有痰饮、积滞及宿食内停者慎用。

## 采桑子·鸡蛋

子黄玉盘以煦暖，卵白素滢。
生冲养营，熟合补脾固元精。
滋阴润燥除烦闷，养血止惊。
余疾渐轻，园圃雅集赏落英。

鸡蛋为雉科动物家鸡的卵，具有滋阴润燥、养血安胎的功效，可用于热病烦闷、燥咳声哑、目赤咽痛、胎动不安、产后口渴、下痢、烫伤等的治疗。

鸡蛋是烹饪中常用的食材之一，可以用于制作各种菜肴，如煎蛋、煮蛋、炒蛋、蛋糕、面包等。鸡蛋可以为菜肴增添丰富的口感和营养价值。鸡蛋清是一种天然的黏合剂，可用于修补瓷器、玻璃制品或皮革制品等。鸡蛋壳的碎末是一种天然的清洁剂，可用于清洗衣物或洗碗。将鸡蛋壳捣碎后浸泡在热水中，然后用这些热水清洗用物，可以有效去除污渍和异味。

# 小麦

《中药大辞典》

小麦面，补虚，实人肤体，厚肠胃，强气力。

——《本草拾遗》

别称　浮麦、麦。

性味　甘，凉。

归经　归心、脾、肾经。

贮藏　置通风、干燥处，防潮，防蛀。

注意　小麦面畏汉椒、萝菔。

小麦为禾本科植物小麦的种子或其面粉，全国各地均有栽培，具有养心、益肾、除热、止渴的功效，可用于脏躁、烦热、泄痢、痈肿、外伤出血、烫伤等的治疗。

小麦的应用十分广泛，可用于生产面粉、面包、饼干、糕点等各类面点食品，也是家禽和家畜重要的饲料来源，还可用来酿制啤酒和蒸馏酒等饮品。除此之外，小麦还被广泛用于工业生产之中。如小麦淀粉可用来制造胶水和浆料，用于造纸、纺织和其他工业领域；麦麸可用作填充材料、燃料和生物肥料等。

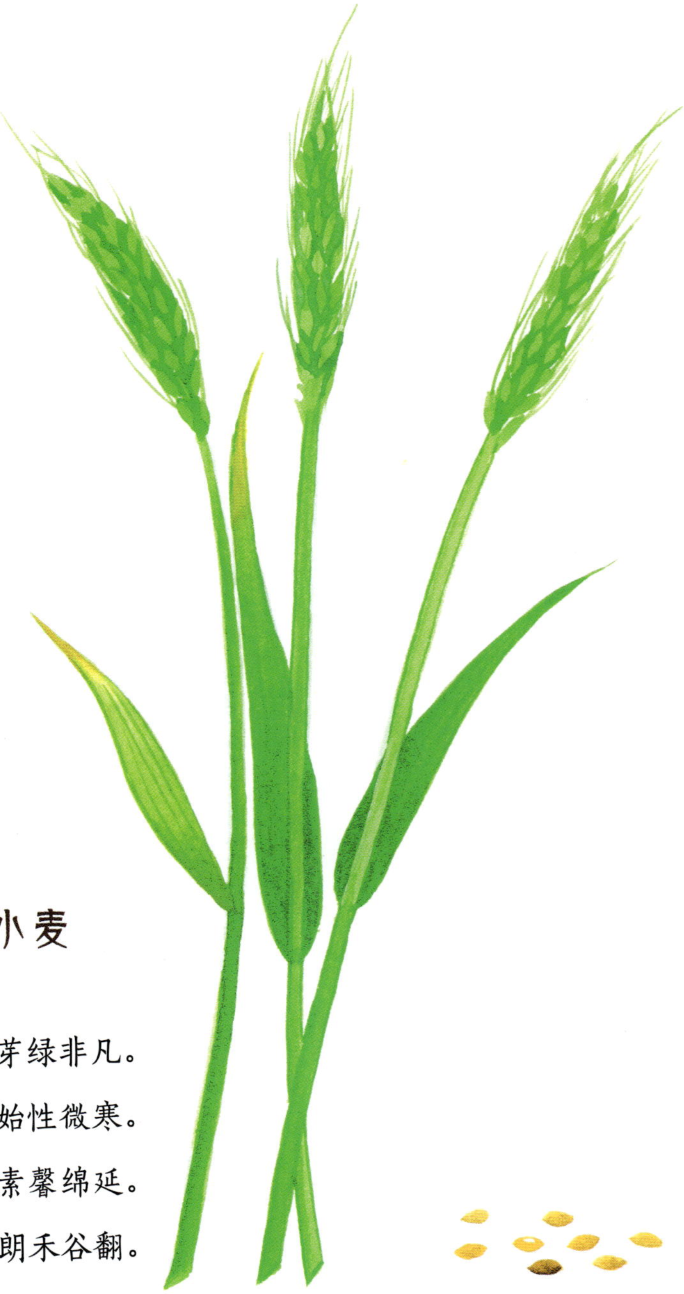

## 采桑子·小麦

青春秧苗田间满，芽绿非凡。
益肾养心，元阳之始性微寒。
金秋麦浪曲径连，素馨绵延。
除热滋阴，天清气朗禾谷翻。

# 大蒜

《中药大辞典》

下气消谷，除风破冷。

——《新修本草》

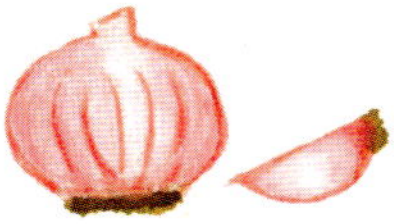

**别称** 蒜、蒜头。

**性味** 辛，温。

**归经** 归脾、胃、肺经。

**贮藏** 置通风、干燥处，防潮。

**注意** 阴虚火旺者，以及目疾、口齿、喉、舌诸患和时行病后均忌食。

大蒜为百合科植物大蒜的鳞茎。6 月叶枯时采挖，除去泥沙，通风晾干或烘烤至外皮干燥。大蒜具有行气滞、暖脾胃、消癥积、解毒、杀虫的功效，可用于饮食积滞、脘腹冷痛、水肿胀满、泄泻、痢疾、疟疾、百日咳、痈疽肿毒、白秃癣疮、蛇虫咬伤等的治疗。

糖蒜的制作过程：选用当季新鲜的大蒜，放入盐水中浸泡一天一夜，以去除蒜头的辛辣味，之后将蒜头捞出并控干水分，按照一定的比例调制糖醋汁。将蒜放于容器中，倒入准备好的糖醋汁，再加入些许白酒以利于防腐和保鲜。密封容器，并将其放置在阴凉处进行发酵、腌制 20 ~ 30 天，就制作出了美味的小菜——糖蒜。

## 定风波·大蒜

多年草本若常餐，温中解毒安腹脘。
胡蒜消积除胀满，行到？
默默无闻黎民先。
杀虫止痢祛疥癣，微宛，
水肿泄泻俱相烦。
觅得良方皆未见，无限，
行滞暖脾福寿延。

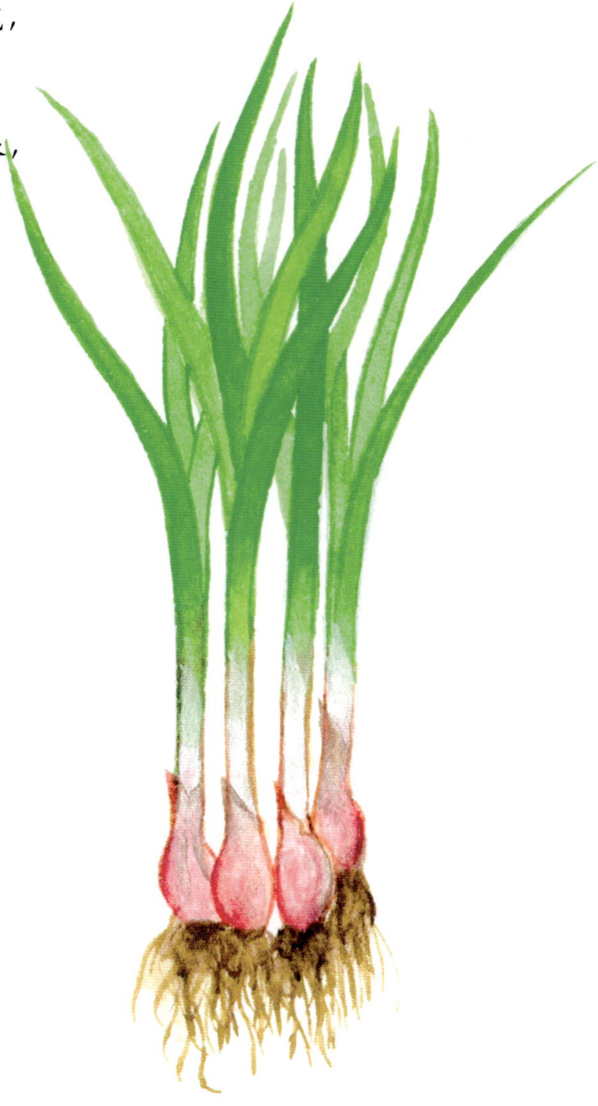

# 4 山东枣庄炸串

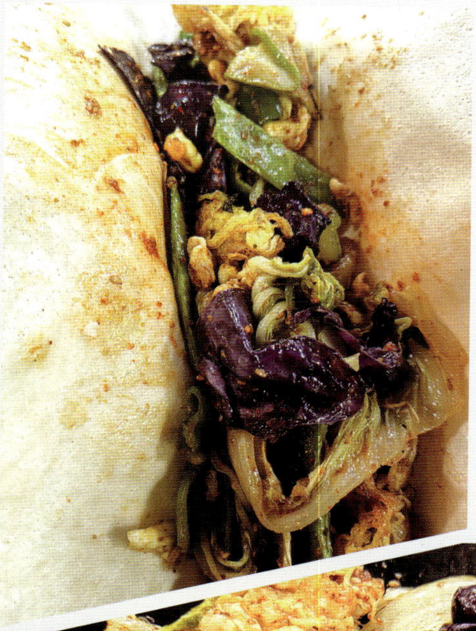

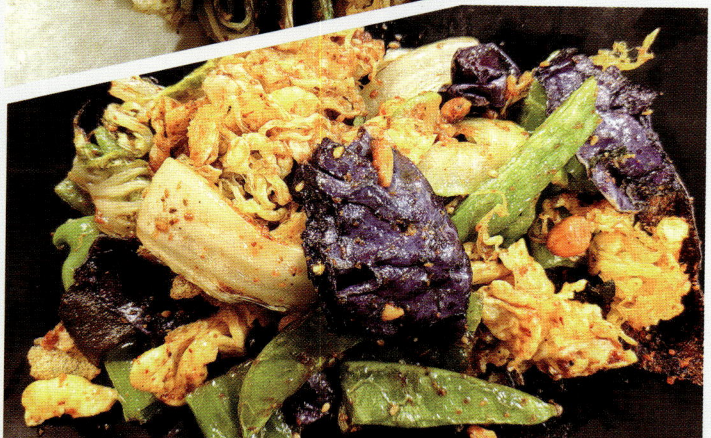

山东省，简称“鲁”，是我国的省级行政区，省会为济南。山东中部山地突起，西南、西北低洼平坦，东部缓丘起伏，与河北、河南、安徽、江苏四省相接。

枣庄位于山东省南部，是齐鲁文化的发祥地之一。枣庄炸串是山东省枣庄市的特色地方小吃之一。它是将处理好的食材均匀串在竹签上，裹上面糊后，放入热油中炸至金黄，口感酥脆，外焦里嫩；再配上特制的酱料，与食材的鲜美相互融合，形成了独特的风味，深受当地百姓和游客的喜爱。同时，山东枣庄炸串中的鲢鱼、鸭蛋、白扁豆、茄子、黄芽白菜、花椒、甘蓝、菠菜等食材均具有一定的药用功效。山东枣庄炸串独特的风味和传统做法吸引了各个年龄段的人群，成为枣庄这座城市的一张美食名片。

# 鲢鱼

《中药大辞典》

暖胃，补气，泽肤。

——《随息居饮食谱》

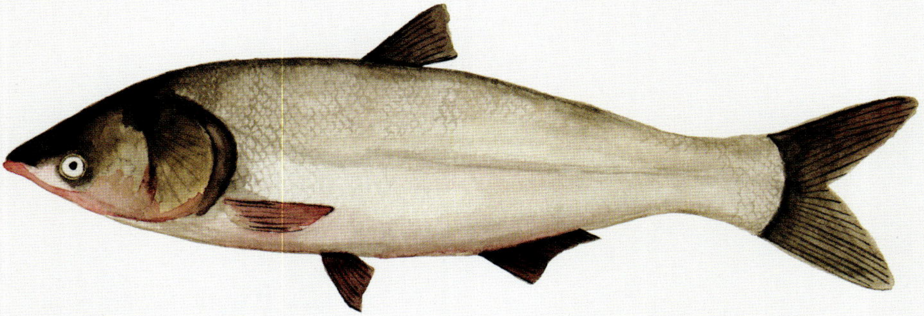

**别称** 白鲢、水鲢、跳鲢、鲢子。

**性味** 甘，温。

**归经** 归脾、胃经。

**贮藏** 置通风、干燥处。

## 采桑子·鲢鱼

深居简出碧草隐，勤智清冷。
江河临风，白鲢伶俐栖河生。
温中益气自轻吟，敬让不闻。
填补虚损，暖胃泽肤馈亲尊。

鲢鱼为鲤科动物，是常见的淡水鱼类之一，也是我国养殖鱼类之一，长江、黑龙江、珠江、西江诸流域均有分布。鲢鱼具有温中益气、暖胃、滋润肌肤的功效，可治疗脾胃虚弱所致的食欲减退、瘦弱乏力、腹泻等。

鲤鱼的肉质细嫩，口感鲜美，富含蛋白质、脂肪、维生素和矿物质等多种营养成分。不同的烹饪方法能够发挥鲢鱼不同的鲜美口感和营养价值，可满足不同人群的口味需求。因此，鲢鱼是百姓餐桌上不可或缺的一道美食。不仅如此，除食用外，鲢鱼还可作为养殖鱼类的饵料鱼。另外，鲢鱼也是中医的药材之一。

# 鸭蛋

《中药大辞典》

补心清肺，止热嗽，治喉痛齿痛；百沸汤冲食，清肺火，解阳明结热。

——《医林纂要》

别称　鹜实、鹜元、鸭卵。

性味　甘，凉。

归经　归肺、大肠经。

贮藏　置通风、干燥处，防潮，防蛀。

注意　不宜多食；脾阳不足、寒湿泄痢及食后气滞痞闷者禁食。

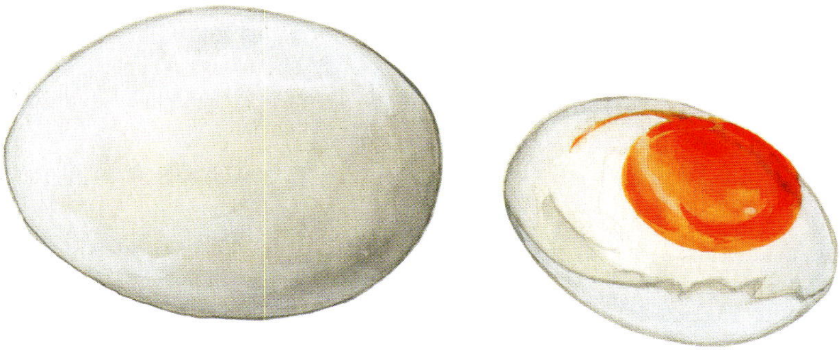

## 虞美人·鸭蛋

同心协力浮绒羽，知音常相许。
月朗风清乐周游，
怡然自得不期邂清幽。
补心清肺止痹痛，利喉缓泄重。
阳明结热何所依？
觅得百沸盈汤冲食。

鸭蛋为鸭科动物家鸭的卵，具有滋阴、清肺的功效，可用于膈热、咳嗽、喉痛、齿痛、泄痢等的治疗。

鸭蛋的烹饪方式较多，如腌制成咸鸭蛋、制作成茶叶蛋或蒸蛋等。鸭蛋含有丰富的蛋白质、磷脂、维生素A、维生素$B_2$、维生素$B_1$、维生素D、钙、钾、铁和磷等，其中，丰富的蛋白质可增强体质和增加肌肉，丰富的磷脂是大脑神经细胞的重要组成部分，鸭蛋黄对儿童大脑的发育尤为重要。

# 白扁豆

《名医别录》

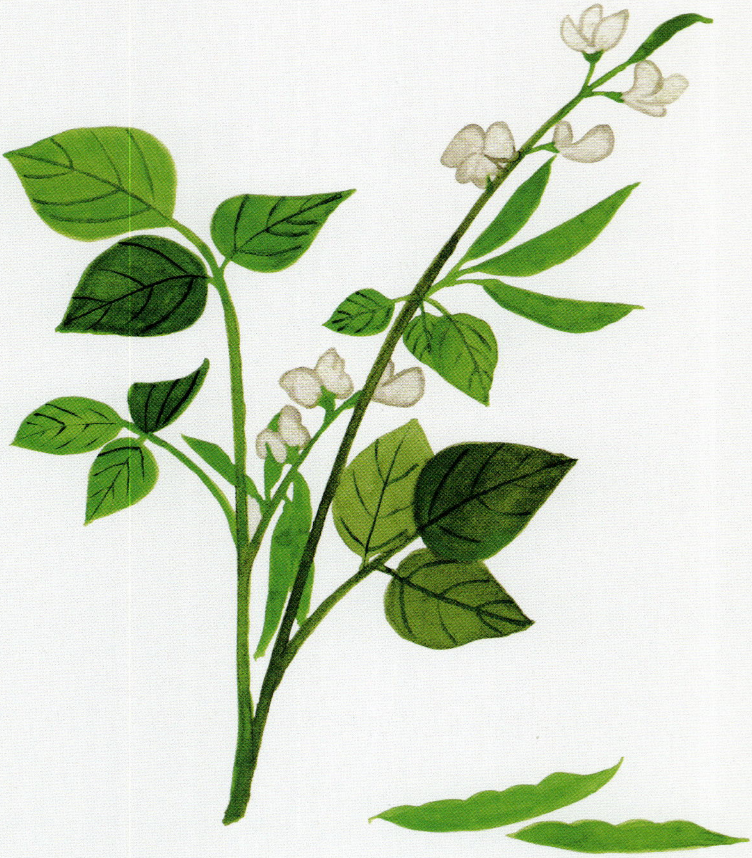

主解一切草木毒，生嚼及煎汤服。

——《药性论》

别称　藊豆、白藊豆、南扁豆。

性味　甘，平。

归经　归脾、胃经。

贮藏　置通风、干燥处，防潮。

注意　患寒热病者不可食。

# 西江月·白扁豆

草藤扁豆轻挂，露凝珠圆映霞。
复叶缤纷茎光滑，细叶微卷如画。
青荚月语思恋，乡间野趣成闲。
消暑化湿孕世间，健胃和中尤见。

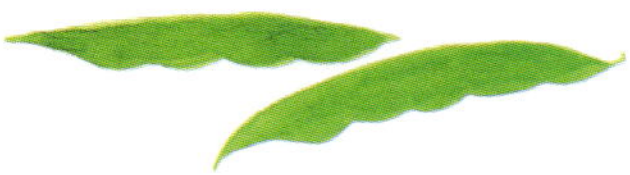

白扁豆为豆科植物扁豆的白色种子。立冬前后摘取成熟荚果，晒干，打出种子，再晒至全干。 白扁豆具有健脾和中、消暑化湿的功效，可用于暑湿吐泻、脾虚呕逆、食少久泄、水停消渴、赤白带下、小儿疳积等的治疗。

白扁豆被誉为“豆中之王”，在中医养生中有着深厚的历史底蕴。白扁豆富含蛋白质、脂肪、糖类、钙、磷、铁、食物纤维、维生素 A、维生素 $B_1$、维生素 $B_2$、维生素 C、氰苷、酪氨酸酶等成分。它是一种营养丰富的食材，具有多种保健的功效，深受百姓喜爱，但在食用过程中，应注意适量原则，并需选择适合的烹饪方式以确保其营养价值的充分发挥和安全性。一定要确保白扁豆熟透后再食用，以避免引起食物中毒。

# 茄子

《中药大辞典》

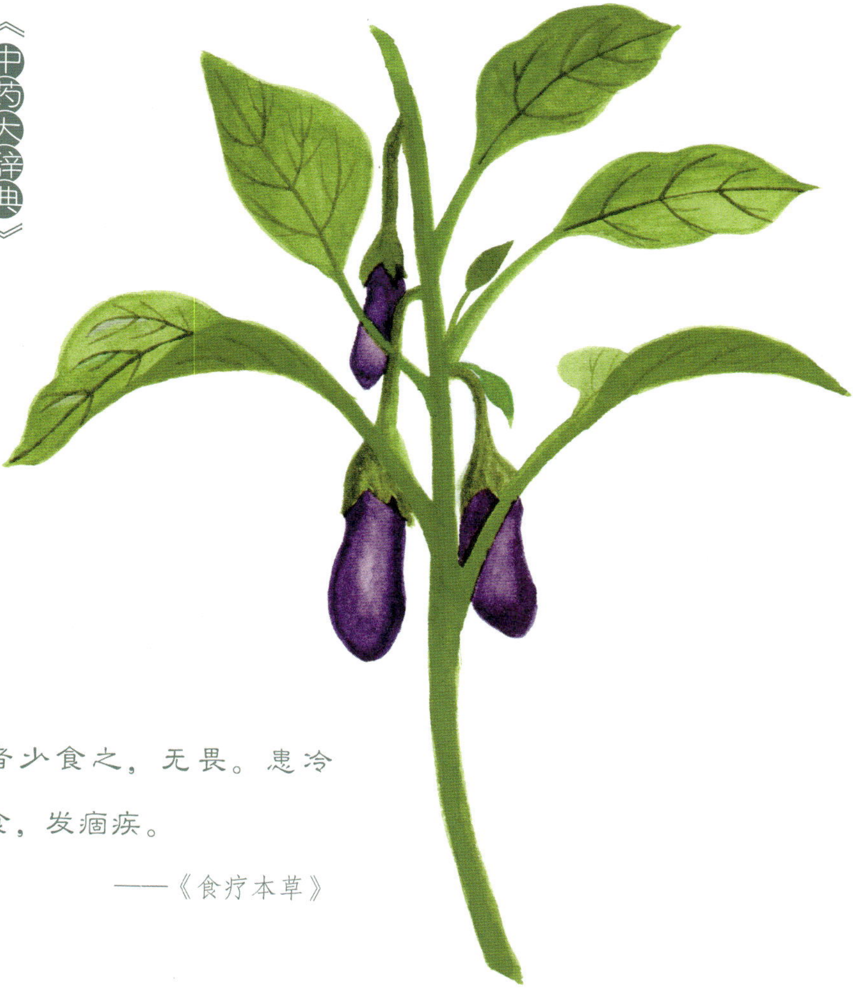

熟者少食之，无畏。患冷人不可食，发痼疾。

——《食疗本草》

别称 吊菜子、落苏、矮瓜。

性味 甘，凉。

归经 归胃、脾、大肠经。

贮藏 置通风、干燥处。

# 采桑子·茄子

深居浅出碧草隐，骁勇清冷。
凛凛威风，乌鳖铠甲披龙鳞。
清热活血自轻吟，敬让不闻。
填补虚损，止痛消肿入太阴。

茄子为茄科植物茄的果实。夏、秋季果实成熟时采收。茄子具有清热、活血、止痛、消肿的功效，可用于肠风下血、热毒疮痈、皮肤溃疡等的治疗。

茄子不仅具有一定的药用功效，还是百姓餐桌上的一种重要食材，其烹饪方式多种多样，现举例如下。比如红烧茄子的做法是先将茄子切成滚刀块，在油锅里炸至表面金黄之后，捞出备用；另起锅，放入蒜末爆香，加入生抽、老抽、蚝油、白糖、盐等调成酱汁；倒入煎好的茄子，翻炒均匀，盖上锅盖焖3分钟，让茄子充分吸收酱汁即成。茄子煲的做法是先将茄子切成条，煎一下，再将洋葱、青椒等配菜和煎好的茄子放入炒锅中，倒入调好的酱汁，小火慢炖至熟。又如茄子饼，是将茄子切丝，加入面粉、鸡蛋、葱花、盐、胡椒粉等搅拌成糊状，在平底锅中摊成饼状，烙熟即可食用。也可以将整个茄子放在炭火上或者烤箱中烤制，烤好后将茄子从中间切开，加入蒜蓉、生抽、香油、小米辣等调料调味而成。

# 黄芽白菜

《滇南本草》

走经络，动痰火，利小便。

——《滇南本草》

别称　黄矮菜、花交菜。

性味　甘，平。

归经　归胃、膀胱经。

贮藏　置通风、干燥处。

## 采桑子·黄芽白菜

碧叶青青霜月醒，风影无形。
叶展盈盈，满畦青翠细雨清。
秋冬硕果笑语映，利溺通淋。
佳肴琼莹，消食健胃补中精。

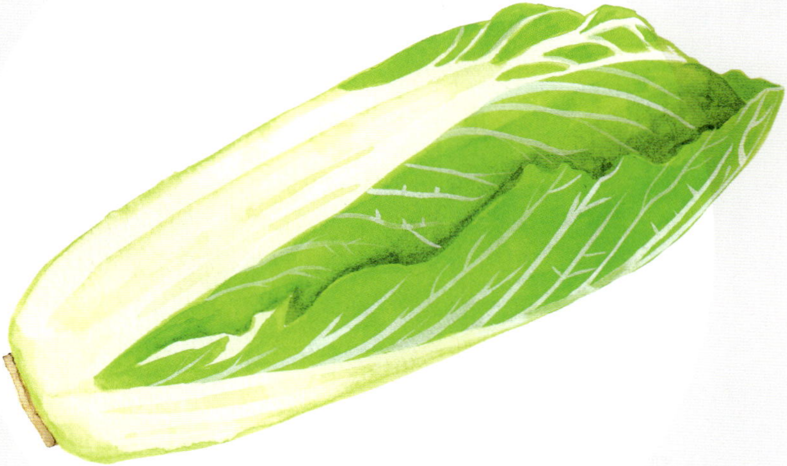

黄芽白菜为十字花科植物白菜。秋、冬季采收，鲜用。黄芽白菜具有通利肠胃、消食健胃、利小便的功效，可用于水肿、胃炎等的治疗。

黄芽白菜是一种重要食材，它的叶子经过烹制变得软而甜，搭配肉类或其他蔬菜，口感层次更加明显。经过烧烤或烹煮的黄芽白菜，再涂抹经过精心调制的酱料，可使其具有浓郁的地方特色。白菜虽普通，却是中国饮食文化中不可或缺的食材，它以其清甜爽口、物美价廉的特点，被制作成各种经典名菜，涵盖南北风味，如乾隆白菜、开水白菜、醋熘白菜等。特别值得一提的是，有些北方寒冷地区的居民有在冬季购买黄芽白菜腌制或储藏的习惯。

# 花椒

《中药大辞典》

蜀椒，出武都，赤色者善。秦椒，出陇西天水，细者善。

——《范子计然》

**别称** 榝（huǐ）、大椒、秦椒、蜀椒。

**性味** 辛，温。

**归经** 归脾、胃、肾经。

**贮藏** 置通风、干燥处。

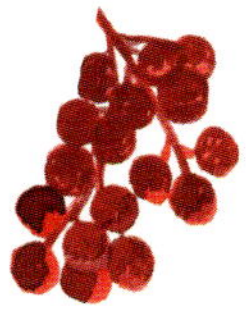

花椒为芸香科植物花椒的果皮。8—10 月果实成熟后，剪取果枝，晒干，除净杂质，分出种子（椒目），取用果皮。花椒具有温中散寒、除湿止痛、杀虫、解鱼腥毒的功效，可用于积食停饮、心腹冷痛、呕吐、咳嗽气逆、风寒湿痹、泄泻、痢疾、疝痛、齿痛、蛔虫病、蛲虫病、阴痒、疥疮等的治疗。

花椒是常见的调味料，可以增添麻的味道和香气等。也正是因为花椒具有浓郁的香气和刺激性味道，所以可作为香料用来驱赶蚂蚁、蟑螂等。同时，花椒还具有一定的抗菌作用，可用于食品腌制和保存，防止食物腐败变质。

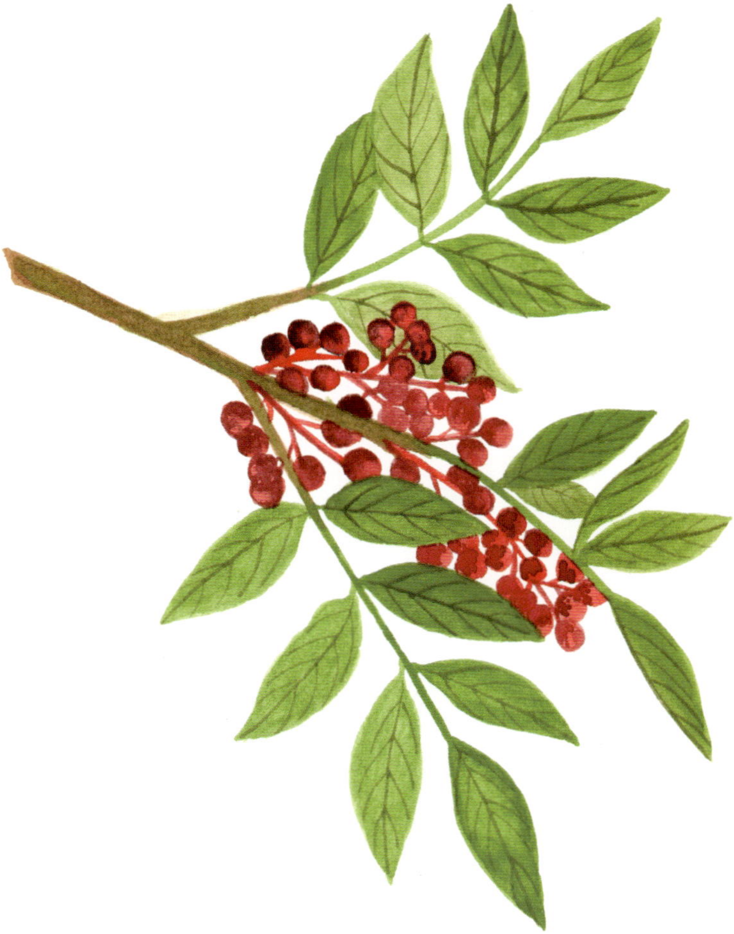

## 浣溪沙·花椒

芸香成熟取果皮，花椒霜序理琼枝，卵圆稀针叶相依。
补肾培元安脾胃，温中散寒缓痹疾，除湿止痛消宿积。

# 甘蓝

《中药大辞典》

甘蓝，河东陇西多种食之。汉地甚少有。其叶长大厚，煮食甘美。经冬不死，春亦有英，其花黄，生角结子。子甚治人多睡。

——《胡洽百病方》

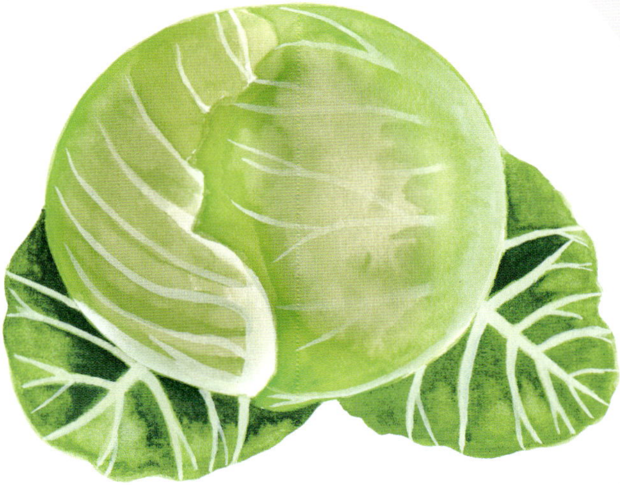

别称 蓝菜、西土蓝、包心菜、洋白菜、卷心菜、莲花白、葵花白菜。

性味 辛，平。

归经 归胃、肾经。

贮藏 置通风、干燥处。

## 如梦令·甘蓝

素罗佳肴独特，
痹痛水湿难惹。
布衣羡仙谪，
清雅风华明澈。
不舍，不舍，
轻啜补虚清热。

甘蓝为十字花科植物，具有清利湿热、散结止痛、益肾补虚的功效，可用于湿热黄疸、关节不利、虚损等的治疗。

甘蓝耐寒，对土壤的要求不严，具有较强的抗病能力，在春、夏、秋季都能良好生长，是我国东北、西北、华北等地区的主要蔬菜之一。甘蓝口感脆嫩，可生食、凉拌、炒制、炖煮、腌制等，如百姓餐桌上常见的手撕包菜、酸辣包菜、甘蓝凉拌菜等。甘蓝不仅富含维生素和矿物质，还具有一定的药用功效，深受百姓喜爱。

# 菠菜

《中药大辞典》

菠菜冷，微毒。利五脏，通肠胃热，解酒毒。

——《食疗本草》

## 虞美人·菠菜

一年草本波棱养？寒风奈几晌。
光滑柔润根红汤，
轻扬翘首苍穹叶碧秧。
养血敛阴散内热，润燥消烦渴。
佳肴良方滞结何？
亦能安脏通脉开胸膈。

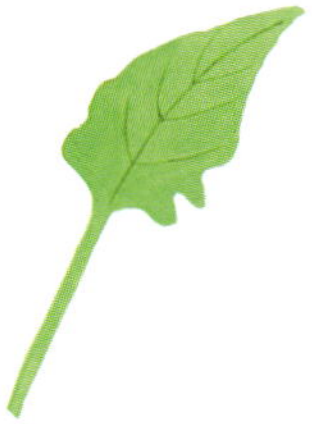

**别称** 波棱菜、赤根菜、鹦鹉菜。

**性味** 甘，凉。

**归经** 归肝、胃、大肠、小肠经。

**贮藏** 置通风、干燥处。

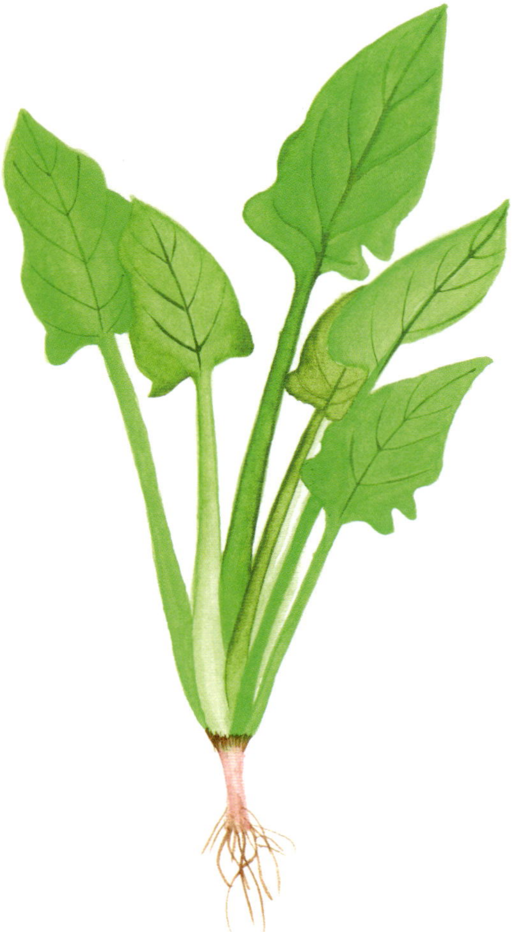

菠菜为藜科植物菠菜的带根全草。菠菜具有养血止血、敛阴润燥的功效，可用于衄血、便血、坏血病、消渴引饮、大便涩滞等的治疗。

菠菜富含多种营养成分，如维生素 C、维生素 K、膳食纤维及铁、钙等矿物质，可以炒制、凉拌、做汤等。在山东枣庄炸串烹制过程中，菠菜是一种常见的食材。其具体做法是将菠菜洗净、串好，经过炸制后搭配美味的酱料食用，不仅口感香脆，而且富含营养，是当地百姓和游客喜爱的炸串之一。

# 5

# 山东阿胶糕

山东阿胶糕是一种传统的药食同源的滋补品，原产于山东聊城的东阿县，其历史可以追溯到秦汉时期，当时就有人制作阿胶了。阿胶在中医中被视为“上品”。阿胶膏以阿胶、冰糖、黄酒为主要食材，可添加黑芝麻、核桃仁、红枣、枸杞子、黄精、生姜、酸枣仁、黄芪、当归等辅料。山东阿胶糕温补，且甜而不腻，具有滋阴补血、补肝益肾等药用功效。

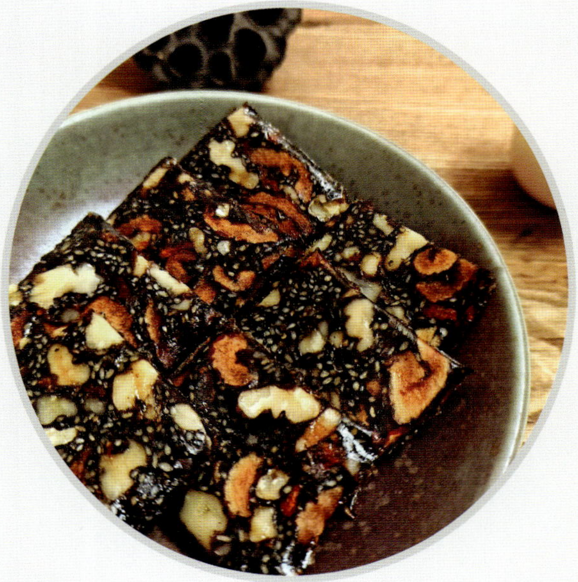

山东阿胶糕的制作过程：先将阿胶、冰糖、黄酒以及辅料准备好。再将适量的黄酒倒入锅中，然后加入敲碎的阿胶块，用文火慢慢加热。当阿胶完全溶解后，加入适量的冰糖继续搅拌，最后加入辅料。将熬好的阿胶混合物倒入预先准备好的模具中冷却成型，放置在阴凉通风处让其自然冷却凝固，然后切成大小适中的块状或条状，存放在密封容器中保存。

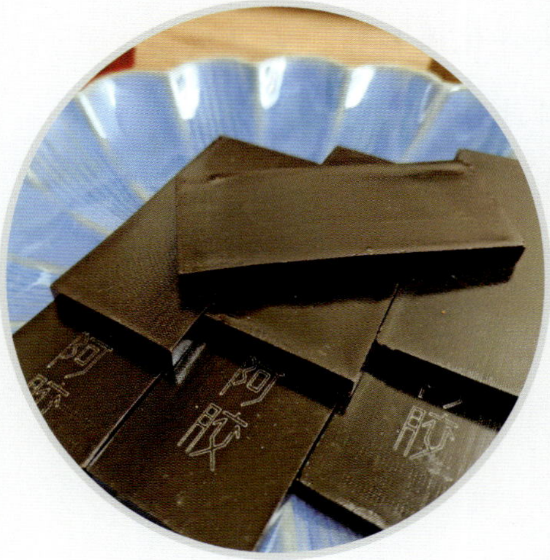

# 阿胶

《中药大辞典》

主丈夫少腹痛，虚劳羸瘦，阴气不足，脚酸不能久立，养肝气。

——《名医别录》

## 卜算子·阿胶

沐猴徒现表，蹇驴劳碌扰。
得火烊化遇良招，方见疾困少。
清肺此药堪，化痰虚劳缓。
滋阴补血安胎宫，添精不和众。

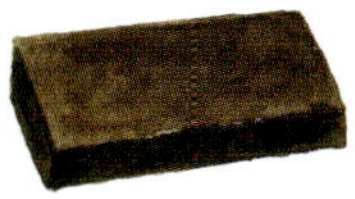

别称　驴皮胶、傅致胶、盆覆胶。

性味　甘，平。

归经　归肺、肝、肾经。

贮藏　密闭保存。

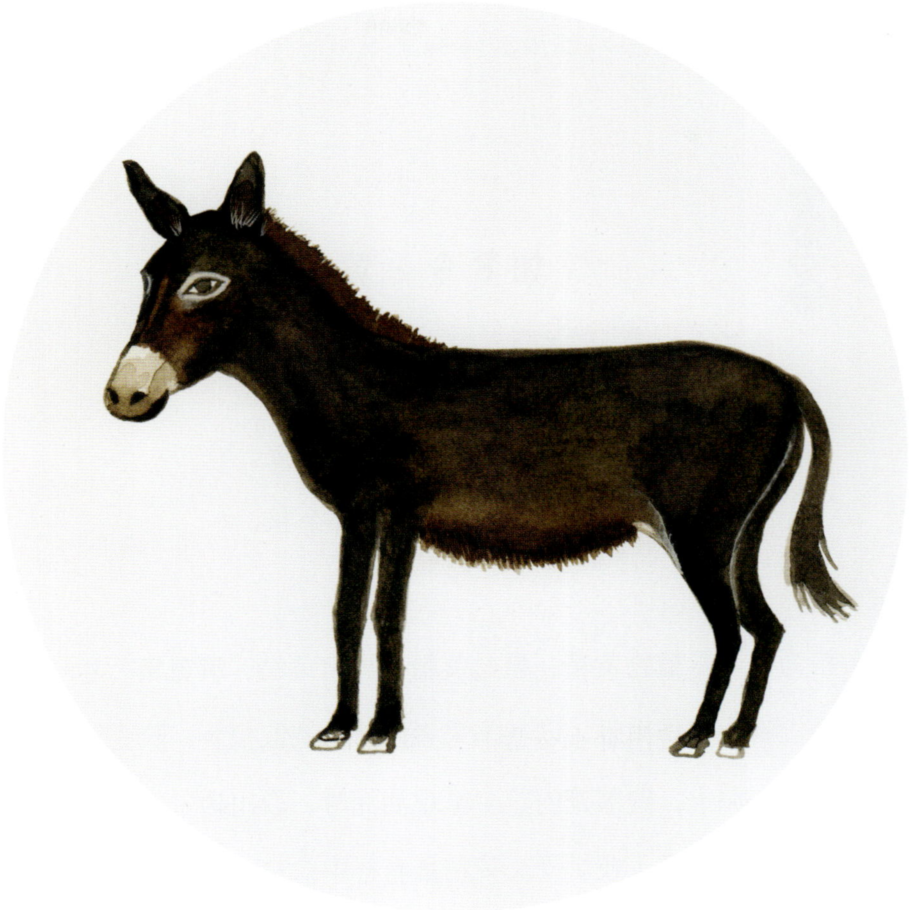

阿胶为马科动物驴的皮去毛后熬制而成的胶块，具有补血滋阴、安胎的功效，可用于血虚、虚劳咳嗽、吐血、衄血、便血、妇女月经不调、崩中、胎漏等的治疗。

阿胶的传统制作方法复杂而精细：先将驴皮浸入清水中软化，刮去驴毛，将驴皮切成小块放入沸水中煮至皮卷起时取出。经过多次煮沸和过滤，使胶原蛋白形成胶质，并进行晾晒，使其凝固成固体形态，最后进行干燥处理，便于保存和使用。

# 黄精

《中药大辞典》

昔人以本品得坤土之气，获天地之精，故名。

——《抱朴子》

## 如梦令·黄精

渡河两岸如奕，天地纯精深匿。
益肾戊己芝，静水流深卓立。
思量，思量，觅寻仙人余粮。

黄精为百合科植物黄精、囊丝黄精、热河黄精、滇黄精、卷叶黄精等的根茎。春、秋季采收，以秋季采者质佳。挖取根茎，除去地上部分及须根，洗去泥土，置蒸笼内蒸至呈现油润时，取出晒干或烘干。或置水中煮沸后，捞出晒干或烘干。黄精具有补中益气、润心肺、强筋骨的功效，可用于虚损寒热、肺痨咳血、病后体虚食少、筋骨软弱、风湿疼痛、风癞癣疾等的治疗。

黄精是药食同源的滋补佳品，特别是经过炮制的九制黄精是药食同源的佳品，具体做法如下：先将黄精洗净，除去须根，切片，然后进行首次蒸制（蒸制前可用黄酒拌匀），隔水蒸至透心软烂，摊放于竹筛上，晒至完全干燥。再重复蒸晒，共计九次。每次蒸制前均可用黄酒拌匀。第九次蒸晒后，黄精颜色变黑，质地油润，后密封保存于干燥处。黄精也可以与其他食材搭配，如炖肉、炖鸡、炖排骨等，制成各种美味的药膳食用。

别称 老虎姜。

性味 甘，平。

归经 归脾、肺、肾经。

贮藏 置通风、干燥处，防霉，防蛀。

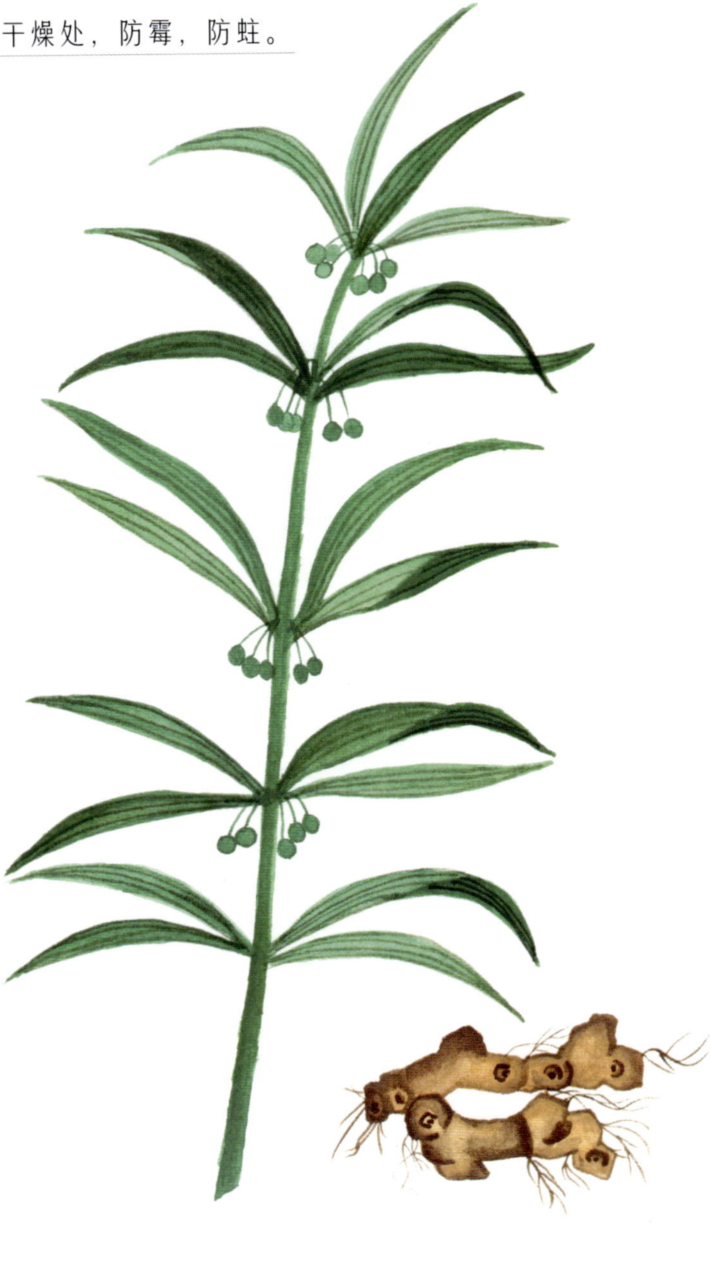

# 黑芝麻

《中药大辞典》

主伤中虚羸，补五内，益气力，长肌肉，填脑髓。

——《神农本草经》

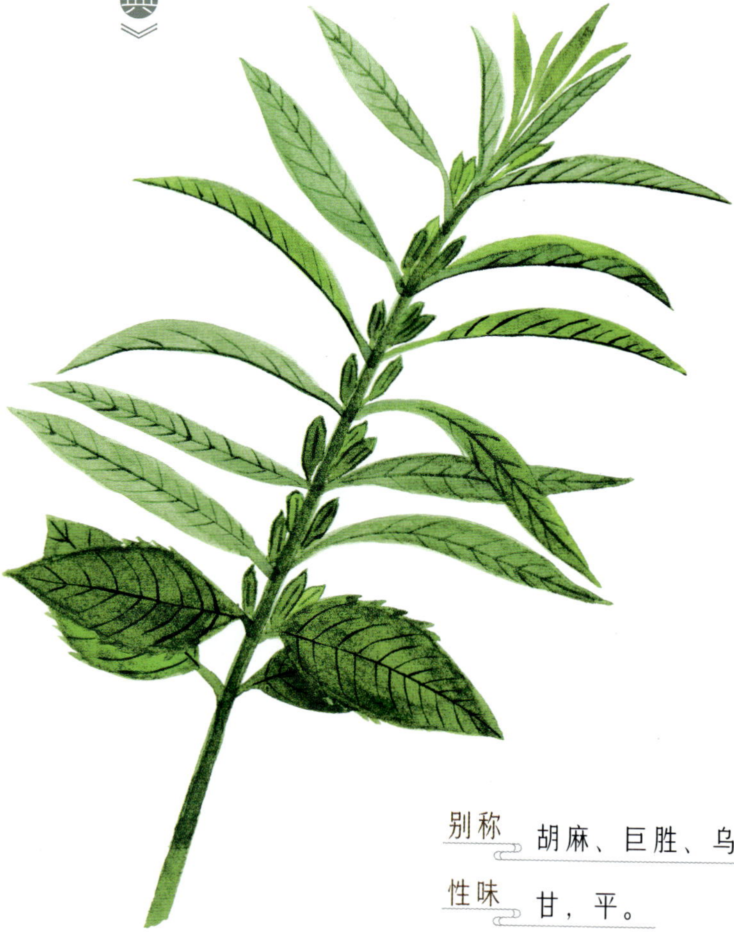

别称　胡麻、巨胜、乌麻、黑脂麻。

性味　甘，平。

归经　归肝、肾经。

贮藏　置阴凉、干燥处。

注意　脾弱便溏者勿服。

## 清平乐·黑芝麻

累累蒴果，颗颗苞中立。
一年草本醇香获，双色脂麻均宜。
补养肝肾无瑕，填益精血生华。
通肠润燥痈化，愈消耳鸣眼花。

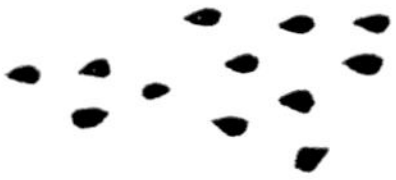

黑芝麻为脂麻科植物芝麻的种子。秋季果实成熟时采割植株，晒干，打下种子，除去杂质，再晒干。黑芝麻具有补肝肾、益精血、润肠燥的功效，可用于头晕眼花、耳鸣耳聋、须发早白、病后脱发、肠燥便秘等的治疗。

黑芝麻含有丰富的不饱和脂肪酸、蛋白质、维生素E、钙、铁等，具有抗氧化、抗衰老、降胆固醇、保护心血管等多种功能，是药食同源的优质食材。黑芝麻不仅营养丰富，还能被制作成多种特色美食，如黑芝麻糊、黑芝麻汤圆、黑芝麻糖等。现在很多美食工作者还将黑芝麻做成黑芝麻牛奶布丁、黑芝麻燕麦能量棒、黑芝麻冰激凌等创意美食，深受年轻人的喜爱。

# 生姜

《中药大辞典》

别称　姜皮、姜、姜根、百辣云。

性味　辛，微温。

归经　归肺、脾、胃经。

贮藏　置阴凉、潮湿处，或埋入湿沙内，防冻。

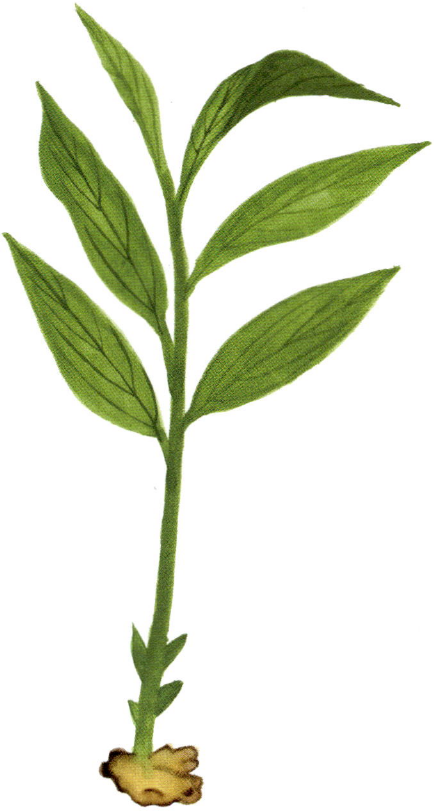

行阳分而祛寒发表，宣肺气而解郁调中，畅胃口而开痰下食。

——《本草备要》

# 卜算子·生姜

幽撷谪仙家，雾露添儒雅。
芬芳如雪花似蝶，清灵勿恋暇。
夏啖良姜殊，降逆止呕恶。
解表散寒忆芳华，可见诸疾化。

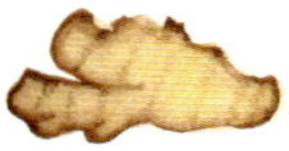

生姜为姜科植物姜的新鲜根茎。秋、冬季采挖，除去须根及泥沙。生姜具有散寒解表、降逆止呕、化痰止咳的功效，可用于风寒感冒、恶寒发热、头痛鼻塞、呕吐、痰饮喘咳、胀满、泄泻等的治疗。

生姜、干姜、炮姜都是姜科植物，只是它们的炮制方法不同，因而性味归经、功效及主治等方面均不同。干姜的制作方法是将生姜拣净杂质，用水浸泡后捞出，洗净，润透后切片或切成小方块，晒干。炮姜的制作方法是将干姜照炒法用砂烫至鼓起，表面呈棕褐色，筛去砂，晾凉，即为炮姜。

# 酸枣仁

《中药大辞典》

主烦心不得眠，脐上下痛，血转久泄，虚汗烦渴，补中，益肝气，坚筋骨，助阴气，令人肥健。

——《名医别录》

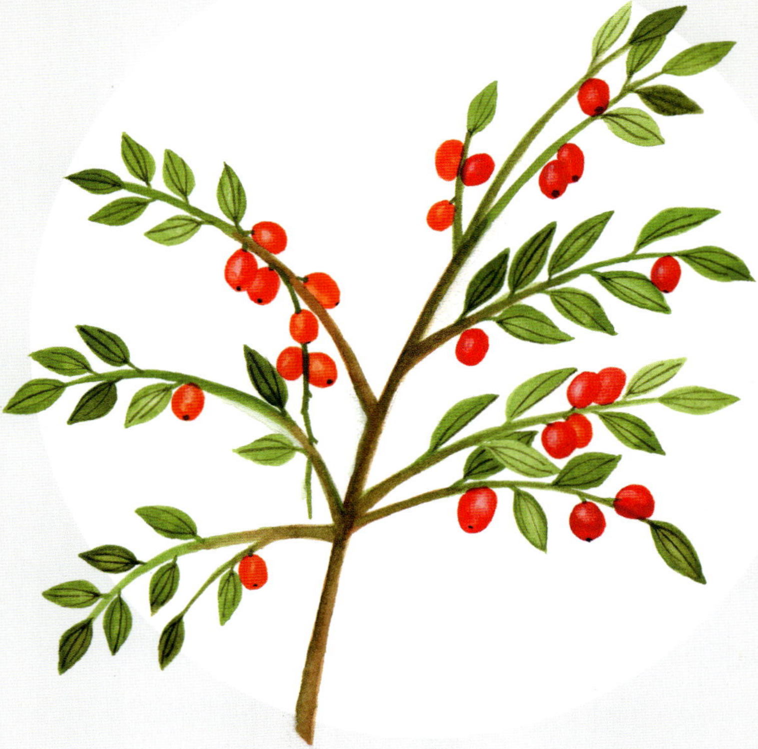

别称　山枣仁、酸枣核。

性味　甘、酸，平。

归经　归肝、胆、心经。

贮藏　置阴凉、干燥处，防蛀。

## 卜算子·酸枣仁

酸甘善滋阴，添津赤珠饮。
山中睡果酸枣仁，烦渴无需忍。
温中运化增，实邪不可碰。
养肝敛汗安心神，荣润筋脉韧。

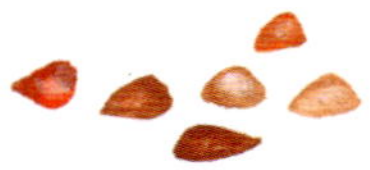

酸枣仁为鼠李科植物酸枣的干燥成熟种子。秋末冬初采收成熟果实，除去果肉及核壳，收集种子，晒干。酸枣仁具有养肝、宁心、安神、敛汗的功效，可用于虚烦不眠、惊悸怔忡、烦渴、虚汗等的治疗。

在阿胶糕中加入酸枣仁，是传统药膳与现代养生需求的巧妙结合，其可以在滋阴补血、补肝益肾的同时，增加养心安神的作用，用于人们常见的失眠、焦虑等疾病的调理；还可以将酸枣仁、茯苓、百合制作成酸枣仁安神茶等特色茶饮，将其巧妙地应用于日常生活中。

# 芡实

《中药大辞典》

芡实之甘，宜归脾胃，土得其宜，则水不受克，火亦无盗食之虞，故又入心肾二经。

——《雷公炮制药性解》

别称　鸡头米、鸡头苞、鸡头实。

性味　甘、涩，平。

归经　归脾、肾经。

贮藏　置通风、干燥处，防蛀。

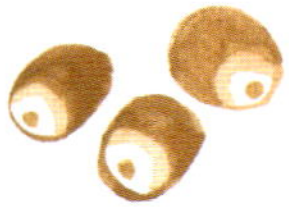

## 西江月·芡实

一年水养生芡，花萼披针炎炎。
四季皆有时新添，子实尽为人选。
味甘性平效显，补脾止泻开颜。
益肾固糊安睡眠，固元填髓敛汗。

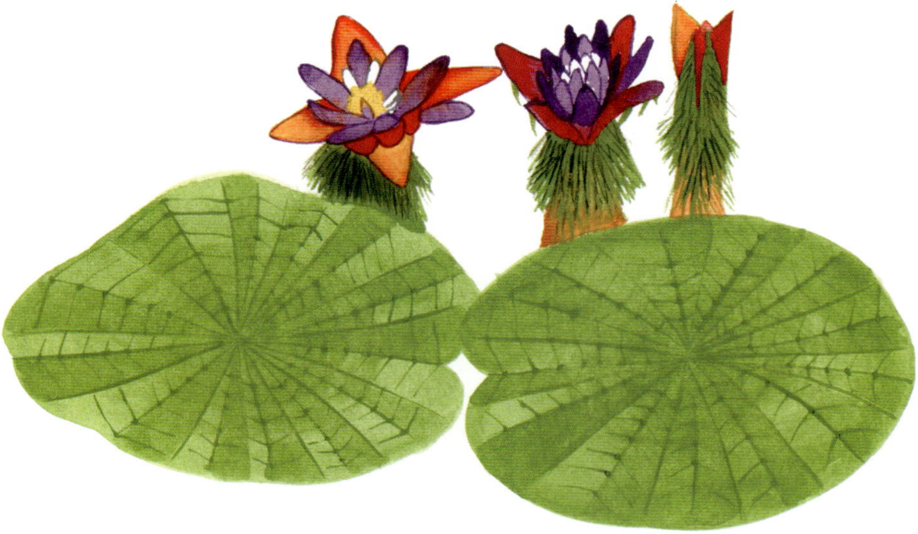

芡实为睡莲科植物芡的干燥成熟种仁。秋末冬初采收成熟果实，除去果皮，取出种子，洗净，再除去硬壳（外种皮），晒干。芡实具有益肾固精、补脾止泻、除湿止带的功效，可用于遗精滑精、遗尿尿频、脾虚止泻、白浊等的治疗。

“水八仙”是江浙地区的传统食物，包括茭白、莲藕、水芹、芡实、茨菰、荸荠、莼菜、菱角八种水生植物的可食用部分。芡实作为“水八仙”之一，外表形似鸡头，也被称为鸡头米。新鲜芡实的果实呈嫩黄色，口感香糯鲜嫩，人们常用其来制作各种美食。

# 莲子

《中药大辞典》

莲之味甘，气温而性涩，禀清芳之气，得稼穑之味，乃脾之果也。

——《本草纲目》

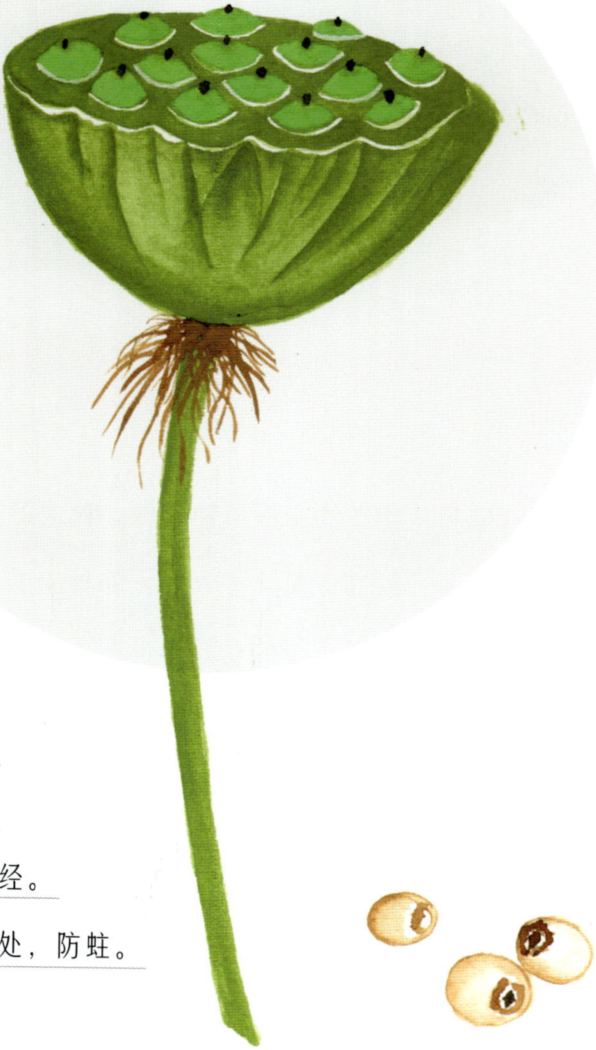

别称 莲肉、莲米。

性味 甘、涩，平。

归经 归脾、肾、心经。

贮藏 置通风、干燥处，防蛀。

## 西江月·莲子

水芝别艳姿色，素花真合福泽。
瑶池芙蕖隐涟漪，一曲清歌渐起。
采莲笑语不已，养心益肾补脾。
青泥溢满馈佳怡，美馔涩肠止痢。

莲子为睡莲科植物莲的果实或种子。秋末冬初割取莲房，取出果实，晒干；或收集坠入水中、沉于淤泥内的果实，洗净，晒干，或除去果壳后晒干。 莲子具有养心、益肾、补脾、涩肠的功效，可用于夜寐多梦、遗精、淋浊、久痢、虚泻、妇人崩漏等的治疗。

莲子除了具有一定的药用功效以外，作为食材，还可被用于多种特色美食，如在农历新年食用的我国传统甜品八宝饭，就是由糯米、红豆沙、各种果脯和莲子等配料组成；中秋节的传统美食莲蓉月饼，其中的莲蓉是将莲子磨碎、炒制，与糖和油混合而制成；传统名点莲子羹，是由莲子搭配红枣、枸杞子等其他食材炖煮而成；在腊八节食用的传统粥食腊八粥，是由多种谷物搭配莲子炖煮而成。这些特色美食都充分展示了莲子的独特风味和营养价值。

# 百合

《中药大辞典》

百合，以敛为用，内不足而虚热、虚嗽、虚肿者宜之。与姜之用正相反也。

——《医林纂要》

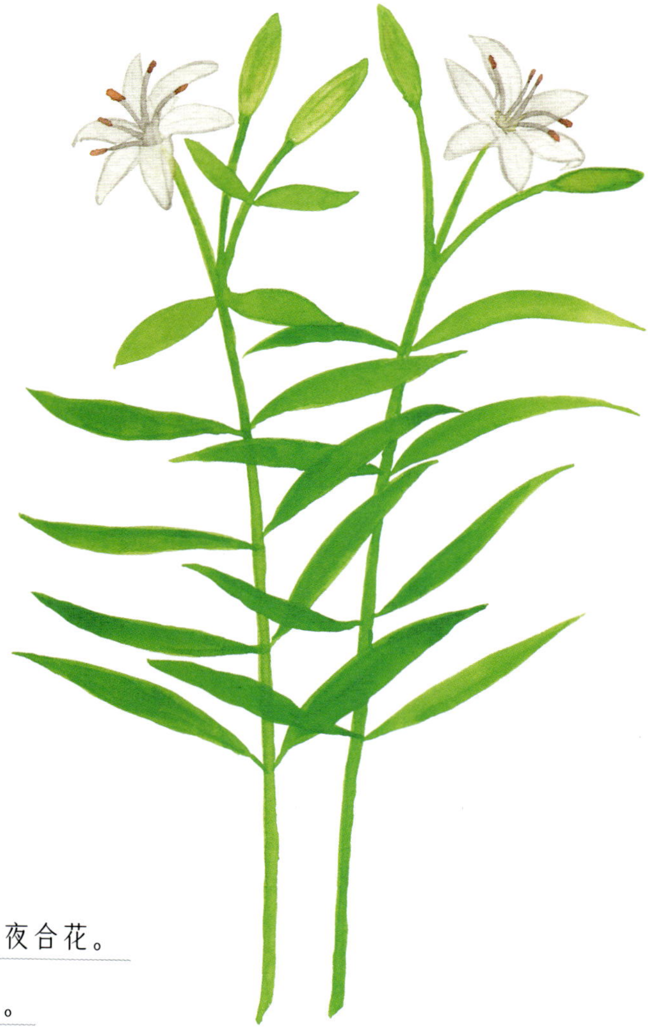

**别称** 中庭、夜合花。

**性味** 甘，平。

**归经** 归脾、肺、肾经。

**贮藏** 置通风、干燥处，防霉，防蛀。

## 鹊桥仙·百合

瑶池仙子，凡间留迹，丰姿雅韵浮世。
微风扶摇舞晶翼，遇闲愁消隐难觅。
除烦退肿，安神定志，布衣心有余悸。
润肺止咳清心时，愿连理百合不弃。

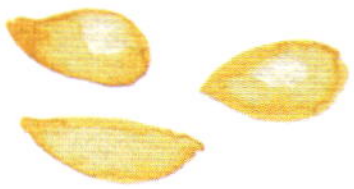

百合为百合科植物百合、细叶百合、麝香百合及其同属多种植物鳞茎的鳞叶。秋、冬季采挖，除去地上部分，洗净泥土，剥取鳞片，用沸水捞过或微蒸后，焙干或晒干。百合具有润肺止咳、清心安神的功效，可用于阴虚久嗽、咳唾痰血、热病后余热未清、虚烦惊悸、神志恍惚、脚气浮肿等的治疗。

百合是一种兼具观赏价值和食用价值的植物。以百合为食材的特色美食很多，如色、香、味俱全的家常菜——西芹炒百合，是将鲜嫩的百合与清脆的西芹一起炒制，口感清新爽口；以百合、莲子、瘦猪肉等为食材的百合莲子炖瘦肉，是一道用慢火炖煮而成的传统汤品；与银耳、雪梨等共同制作的适合秋、冬季节食用的百合炖雪梨，不仅味道甘美，还具有润肺止咳的功效。正是因为百合效用的多样性，从而使得其深受百姓的喜爱。

# 6

# 四川麻辣烫

四川省，简称“川”或“蜀”，是我国的省级行政区，省会为成都。四川地处西南内陆地区，与青海、甘肃、陕西、重庆、贵州、云南和西藏相接。

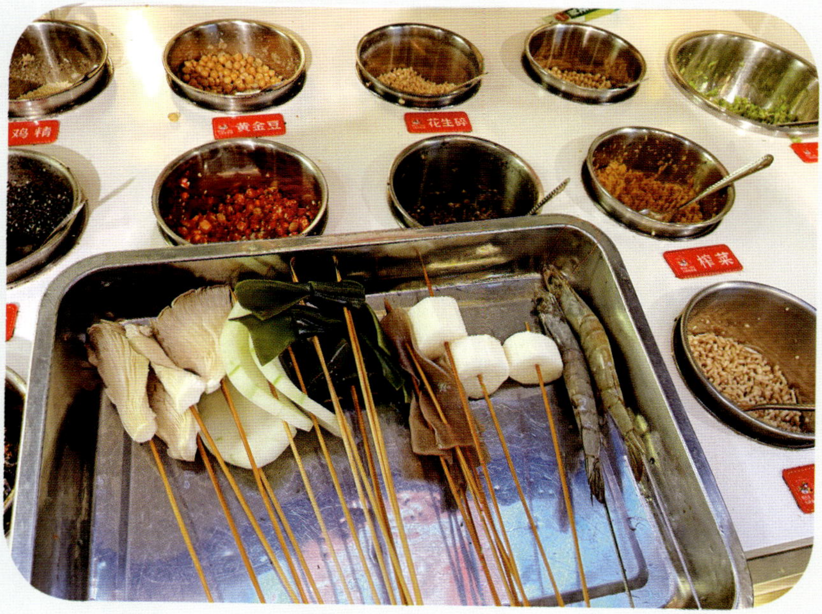

麻辣烫起源于四川省乐山市，是一种方便美味的食物。它是将准备好的虾、山药、冬瓜、昆布、蘑菇、牛肉、魔芋等各类食材串在细长的竹签上，放入锅内涮烫，蘸佐料后食用。麻辣烫不仅营养丰富，可以果腹，而且涮烫的多种食材还具有不同的药用价值，是一款深受当地百姓喜爱的特色美食。

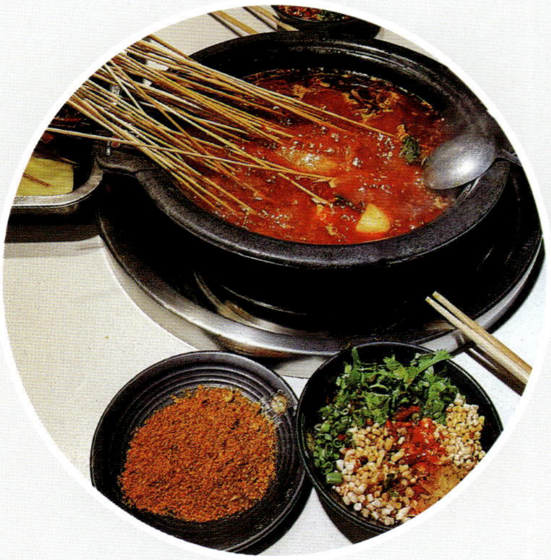

# 虾

《中药大辞典》

别称 淡水虾。

性味 甘，微温。

归经 归肝、胃、肾经。

贮藏 置通风、干燥处，防潮。

注意 湿热泄痢、痈肿热痛、疥癞瘙痒者慎服。

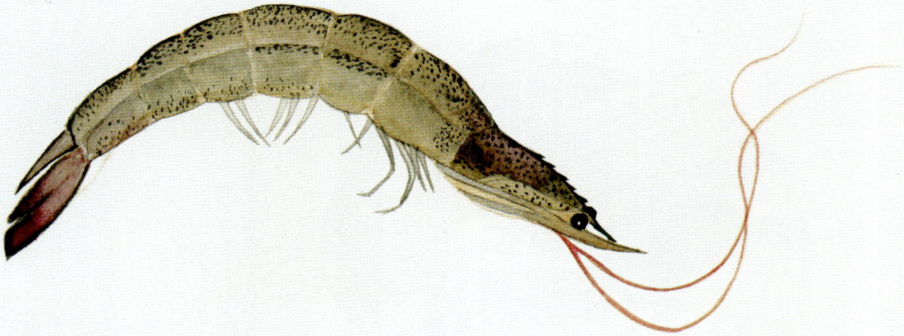

作羹，治鳖瘕，托痘疮，下乳汁。法制，壮阳道；煮汁，吐风痰；捣膏，敷虫疽。

——《本草纲目》

## 木兰花·虾

未意虾蟹秘私语，踟蹰志腾明煜煜。
聚力成群跨湖都，越塘入河坚捍护。
补肾壮阳纤须舞，通乳托毒精神驻。
甘温敛伤痈疮无，强筋壮骨元气固。

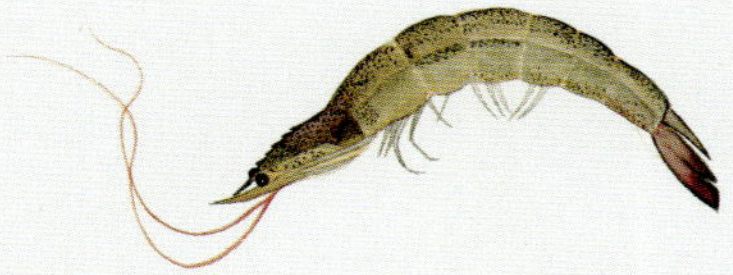

虾为长臂虾科动物青虾等多种淡水虾的全体或肉，具有补肾壮阳、通乳、托毒的功效，可用于阳痿、乳汁不下、丹毒、痈疽等的治疗。

虾是优质蛋白质的来源之一，蛋白质含量较高，并富含多种矿物质，如钙、磷、铁等，对心血管系统有调节保护作用。与肉禽类相比，虾肉脂肪含量较低，且多为不饱和脂肪酸，适合“三高”人群食用。虾作为一种优质食材，可以制作出丰富多样的特色美食，如鲁菜油焖大虾、杭帮菜龙井虾仁、粤式避风塘炒虾等。

# 山药

《中药大辞典》

主伤中，补虚羸，除寒热邪气，补中，益气力，长肌肉。

——《神农本草经》

**别称** 薯蓣（yù）、土薯、山薯、怀山药、淮山药。

**性味** 甘，平。

**归经** 归脾、肺、肾经。

**贮藏** 置通风、干燥处，防蛀。

山药为薯蓣科植物薯蓣的块茎，生在山野向阳处。现各地皆有栽培。山药具有健脾补肺、固肾益精的功效，可用于脾虚泄泻、久痢、虚劳咳嗽、消渴、遗精、小便频数等的治疗。

山药既可以用于调理身体，也可以作为食材用于烹饪。将山药与大米、小米、糯米等一起煮粥，不仅风味独特，营养价值高，还具有健脾和胃、益气养阴的功效。山药也可以与肉类一起炖汤，不仅味道鲜美，还能发挥山药的滋补作用。还可将山药切片或切段蒸熟食用，口感软糯，营养丰富。

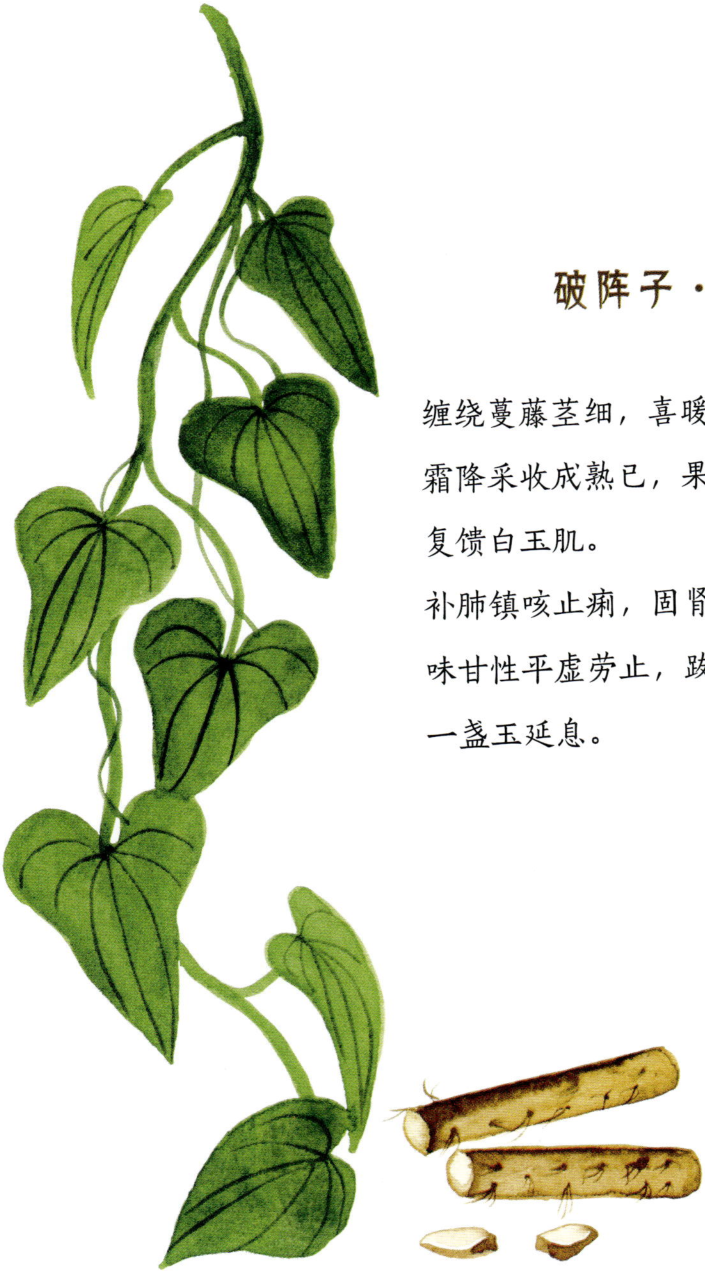

## 破阵子·山药

缠绕蔓藤茎细，喜暖耐寒适宜。

霜降采收成熟已，果腹珍重功至极。

复馈白玉肌。

补肺镇咳止痢，固肾益精健脾。

味甘性平虚劳止，跋山涉水薯蓣行。

一盏玉延息。

# 冬瓜

《中药大辞典》

冬瓜经霜后，皮上白如粉涂，其子亦白，故名白冬瓜。

——《本草纲目》

冬瓜为葫芦科植物冬瓜的果实。夏末秋初果实成熟时采摘。冬瓜具有利水、消痰、清热、解毒的功效，可用于水肿、胀满、脚气、淋病、痰涎、咳喘、暑热烦闷、消渴、泄痢、痈肿、痔漏等的治疗，并可解鱼、酒之毒。

冬瓜味道清淡，营养丰富，适合多种方法烹饪，既可以单独成菜，也可以搭配肉类、海鲜等做成荤菜。如菜谱里的常见菜清炒冬瓜，是将切片的冬瓜与葱、姜等炒制而成。冬瓜也可以与排骨、虾仁、蟹肉等多种食材一起煮制，制作成冬瓜汤，味道咸鲜；还可以将整个冬瓜挖空填充各种食材（如肉末、香菇、虾仁等）后蒸熟，成为营养丰富的冬瓜盅。冬瓜是我国的传统美食之一，深受百姓喜爱，并被广泛食用。

别称 白瓜、东瓜、白冬瓜、白瓜皮、地芝。

性味 甘、淡，微寒。

归经 归肺、大肠、小肠、膀胱经。

贮藏 置通风、干燥处。

注意 脾胃虚寒者不宜过食。

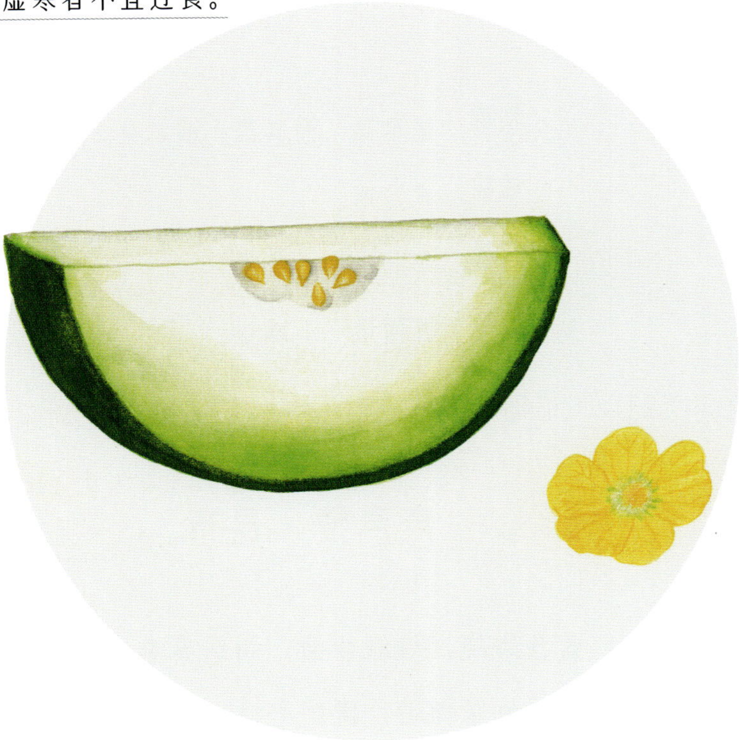

## 西江月·冬瓜

青衣体轻善断，质脆清饮茶茗。
子实播取愈溃脓，开胃醒脾除痛。
清热解毒缓痢，利水消痰通淋。
涤秽祛邪化暑湿，益气延年寻迹。

# 昆布

《中国药典》

主治十二种水肿，瘿瘤聚结气，瘘疮。

——《名医别录》

别称　裙带菜、面其菜、鹅掌菜。

性味　咸，寒。

归经　归肝、胃、肾经。

贮藏　置通风、干燥处。

## 声声慢·昆布

盘盘绕绕，缠缠曲曲，纠纠卷卷织织。
柔滑细腻裙带，匿隐岩礁。
坚韧褐藻美馔，此哪般、怎能堪言？
孤风里，冷海间，夏秋二季应得。
软坚行水破积。除痈肿，方能散恶疮？
兼可填虚，亦可化愈瘤瘿？
味咸性寒消臌，清膈噎、养养息息。
洽如意，岁岁年年缓肝疾。

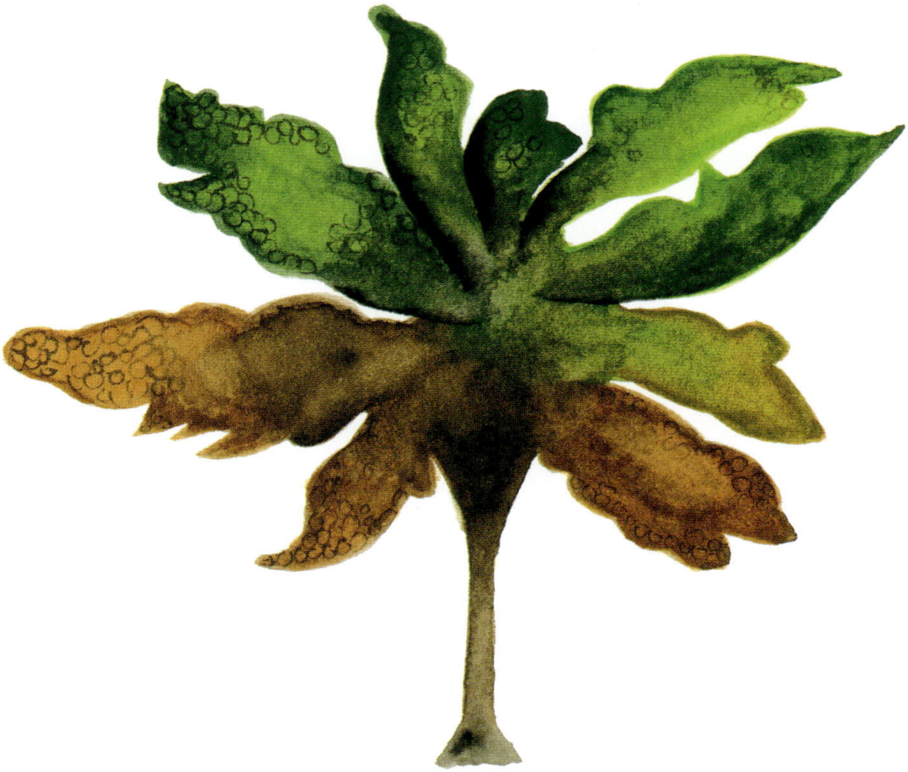

本品为海带科植物海带或翅藻科植物昆布（鹅掌菜）的干燥叶状体。夏、秋季采捞，晒干。昆布具有软坚、行水的功效，可用于瘰疬、瘿瘤、噎膈、水肿、睾丸肿痛、带下病等的治疗。

昆布和海带在现代生物学分类方面有所区别，昆布属于褐藻门褐藻纲海带目翅藻科昆布属，而海带则属于褐藻门褐藻纲海带目海带科海带属。昆布是一种健康且美味的食材，可以作为汤底，也可以用来拌菜和充当主食调味料。

# 蘑菇

《中药大辞典》

动气发病，不可多食。

——《饮膳正要》

## 忆秦娥·蘑菇

玉梁润，
珍馐佳肴豪英萃。
豪英萃，伞穹顶立，
开胃健脾。
状如玉簪嵌珠盘，
平肝提神奉朵颐。
奉朵颐，清痰理肺，
亦化气滞。

**别称** 双孢蘑菇、洋蘑菇、蕈（xùn）、蘑菰、洋菌。

**性味** 甘，平。

**归经** 归大肠、胃、肺经。

**贮藏** 置通风、干燥处。

**注意** 气滞者慎服。

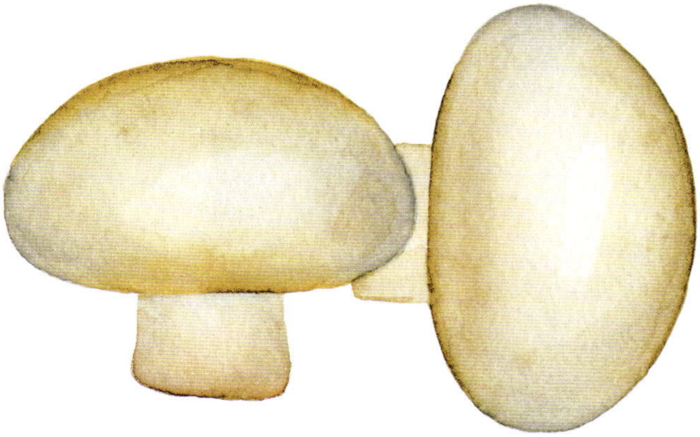

蘑菇为伞菌科伞菌属（黑伞属）真菌双孢蘑菇及四孢蘑菇的子实体，尤以菌蕾为佳，也称为洋菌。蘑菇在现蕾后 5 ～ 7 天采收，气温低时可在现蕾后 8 ～ 10 天采收，以子实体菌膜尚未破裂时采收质量最佳。蘑菇具有健脾开胃、平肝提神的功效，可用于饮食不消、纳呆、乳汁不足、神倦欲眠等的治疗。

蘑菇作为一种营养丰富、口感独特的食材，无论炒、炖、煮还是蒸，在各种传统美食中都有着广泛的应用。东北的经典菜肴小鸡炖蘑菇，是以鸡肉和蘑菇为主要食材，在炖煮过程中，蘑菇的鲜美汁液使得整道菜肴味道浓郁。椒盐蘑菇是将蘑菇裹上特制的面糊后油炸至金黄，使其具有酥脆的外皮和鲜嫩的口感。蘑菇因其丰富的营养价值和一定的药用功效，在多种菜肴中都有着广泛的应用。

# 牛肉

《中药大辞典》

牛肉味甘，专补脾土。脾胃者，后天气血之本，补此则无不补矣。

——《医林纂要》

**别称** 黄牛肉、水牛肉。

**性味** 甘，平。

**归经** 归脾、胃经。

**贮藏** 置通风、干燥处。

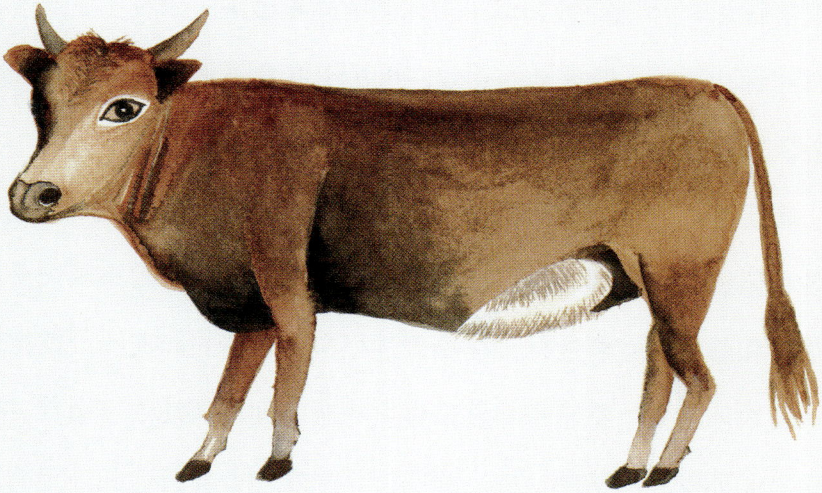

## 破阵子·牛肉

安常守份恭让，质朴踏实无闻。
温良淳厚言有信，沥胆披肝赤忠心。
尽瘁随布衣。
补脾和胃益气，强筋健骨养阴。
良方效高香四溢，本原耿直不屈移。
故得人怜惜。

牛肉为牛科野牛属动物黄牛或水牛属动物水牛的肉，具有补脾胃、益气血、强筋骨的功效，可用于脾胃虚弱、气血不足、虚劳羸瘦、腰膝酸软、消渴、吐泻、痞积、水肿等的治疗。

在不同文化和地域，牛肉有着多样的烹饪方式。无论是中式的红烧、爆炒，还是西式的煎烤、烩煮，牛肉都是一种不可或缺的食材，它具有丰富的蛋白质，味道鲜香。如北方传统名菜酱牛肉，以其独特的五香味著称；还有家常菜西红柿炖牛腩，也是大众常食的菜品之一；又如川味红烧牛肉，麻辣鲜香，肉质酥烂，也是非常经典的菜肴。

# 魔芋

《中华本草》

生如人喉出血。

——《开宝本草》

## 破阵子·魔芋

夏根如碗蒟蒻，秋叶滴露育苗。
花秆南星喜湿润，深谷中产现毒生。
熟制味鲜新。
化痰消积缓痛，散结除痈行瘀。
愈肿安疟祛瘰疬，入肺止嗽解丹毒。
幸得良药生。

魔芋为天南星科植物魔芋、疏毛魔芋、野魔芋、东川魔芋的块茎，具有化痰消积、解毒散结、行瘀止痛的功效，可用于咳嗽、积滞、疟疾、瘰疬、癥瘕、跌打损伤、痈肿、疔疮、丹毒、烫火伤、蛇咬伤等的治疗。

魔芋在生活中的应用广泛，不仅可作为食材使用，还被用于医疗健康领域。魔芋是一种高纤维、低蛋白、低脂肪的食物，含有丰富的氨基酸和多种微量元素，有助于降低血脂、血糖和血压，同时具有排毒、减肥、美容保健等功能。

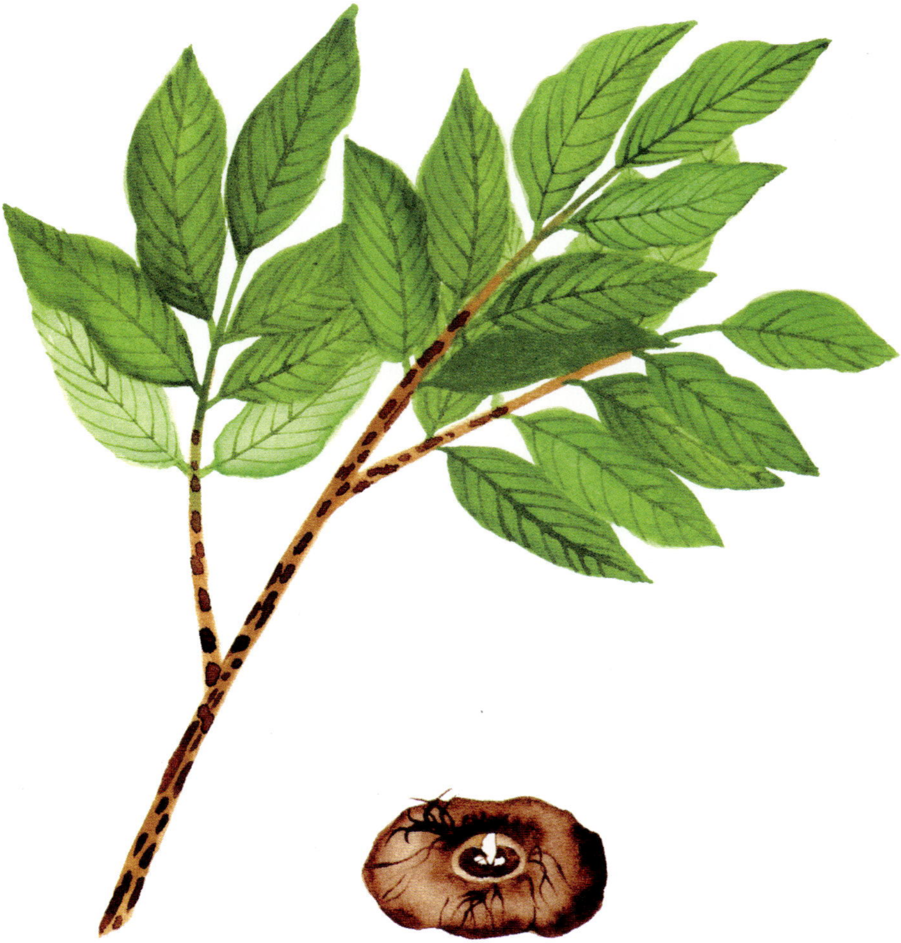

别称　蒟蒻、花杯莲、鬼芋。

性味　辛、苦，寒；有毒。

归经　归肝、肺经。

贮藏　置通风、干燥处。

注意　不宜生食，且不宜过量。

# 辣椒

《中药大辞典》

温中散寒，除风发汗，去冷癖，行痰逐湿。

——《药性考》

**别称** 辣子、辣角、牛角椒、红海椒、海椒、番椒、大椒、辣虎。

**性味** 辛，热。

**归经** 归心、脾经。

**贮藏** 置通风、干燥处。

**注意** 阴虚火旺及患咳嗽、目疾者忌服。

辣椒为茄科植物辣椒的果实。7—10 月果实成熟时采收。辣椒具有温中散寒、开胃消食的功效，可用于寒滞腹痛、呕吐、泄痢、冻疮、疥癣等的治疗。

辣椒是四川麻辣烫中不可或缺的重要调料，不仅增添了食物的辣味，还为其带来了丰富的口感和香气。通过炒、炖、煮等不同的烹饪方式，人们创造出了丰富多样的辣味菜肴。同时，辣椒在烹饪中扮演着至关重要的角色，既能作为主味，也能点睛提鲜。在我国的八大菜系中，辣椒在川菜、湘菜中都发挥着重要作用，如夫妻肺片、剁椒鱼头等经典名菜。

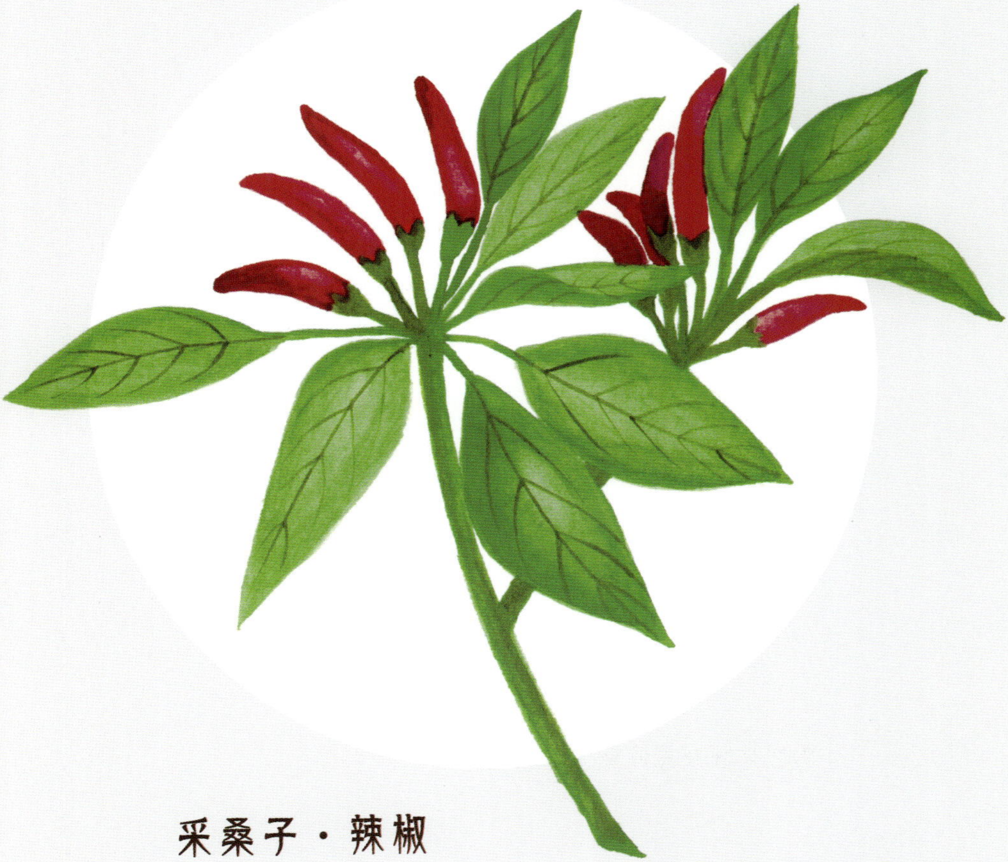

## 采桑子·辣椒

坚贞傲立春洋溢，
不畏寒袭。
浮光不及，
青枝碧叶遇知己。
温中消滞缓痢疾，
开胃消食。
止痛化积，
解郁豁痰挂红衣。

# 7

# 贵州丝娃娃

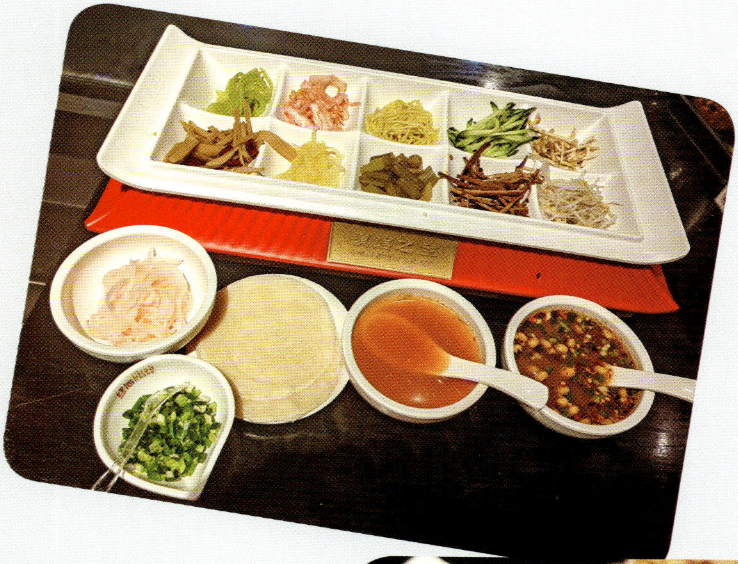

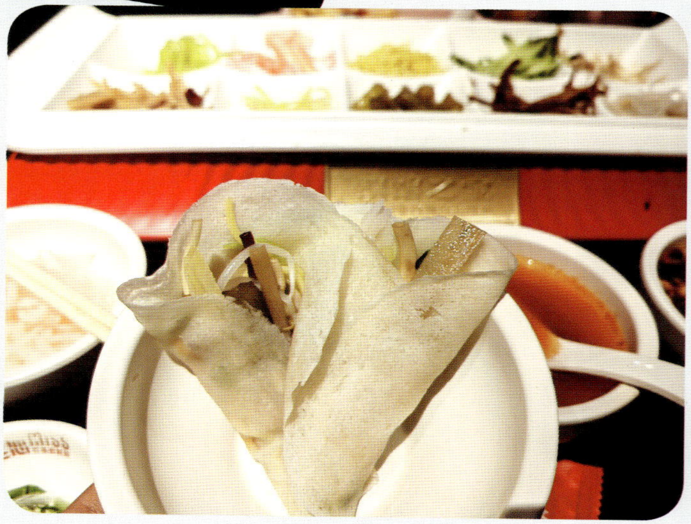

贵州省，简称“黔”或“贵”，是我国的省级行政区，省会为贵阳。贵州地处西南内陆地区，北接四川和重庆，东毗湖南，南邻广西壮族自治区，西连云南。

丝娃娃是贵阳街头巷尾的特色小吃，以旱芹、胡萝卜、莴苣、鱼腥草、黄瓜、白萝卜、马铃薯、绿豆芽、海带、面粉和大米粉等为食材，配以佐料一起食用。它的制作方法很简单，将大米粉和面粉混合后做成又圆又薄的春卷皮，并将各种蔬菜切丝、焯水后放入小盘子中，用春卷皮包蔬菜丝，蘸佐料后就可以食用了。

特别值得一提的是，丝娃娃不仅味道清新爽口，而且其食材还具有清热解毒、健脾和胃等的价值，是一款深受当地百姓喜爱的特色小吃。

# 旱芹

《食物疗法》

旱芹得青阳之气而生，气味辛窜，能理脾胃中湿浊。

——《本草求真》

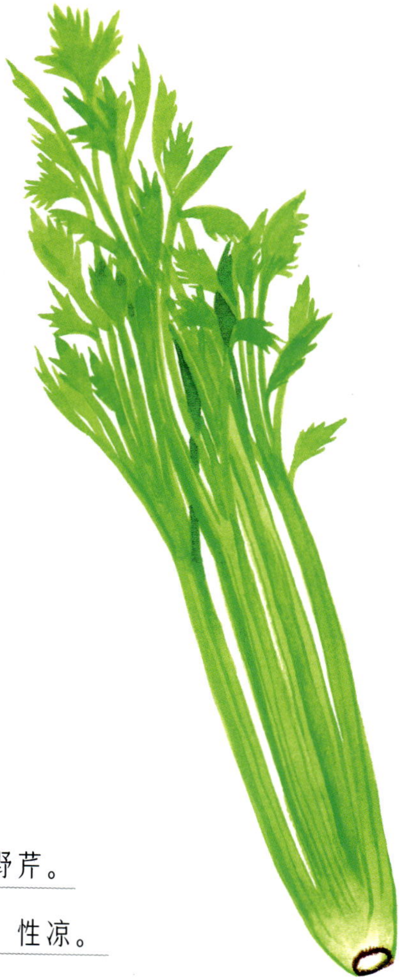

**别称** 芹菜、药芹、野芹。

**性味** 甘、辛、微苦，性凉。

**归经** 归肝、胃、肺经。

**贮藏** 置通风、干燥处。

**注意** 肚腹有积滞者，食之令人发病。

# 西江月·旱芹

春圃香芹碧郁，夏苑水英满园。
鲜草捣汁煎汤泉，清肺镇咳安眩。
通淋溺化热痰，退黄疸止疮延。
利水散结可软坚，朝斋暮盐忽见。

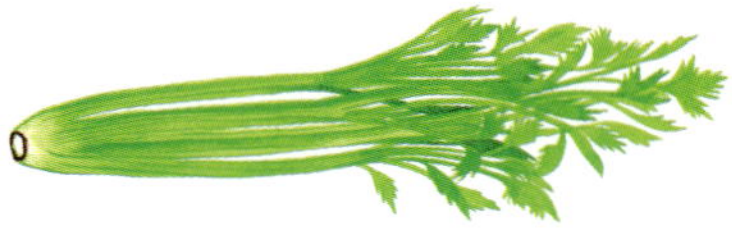

旱芹为伞形科植物旱芹的全草，具有清肺化痰、软坚散结的功效，可用于调理痰热咳嗽、瘿瘤、疮肿等的治疗。

旱芹除了具有一定的药用功效外，因其质地脆嫩和独特的香味，也成为一种烹饪佳品。旱芹既可生食，也可熟食，常作为凉拌菜、炒菜或汤品的主要原料，其含有的膳食纤维有助于促进肠道蠕动，预防便秘。旱芹用来炒肉或炒香干都是家常菜中的经典之作，它是一种营养丰富、食用与药用价值兼备的蔬菜。在日常生活中，适量食用旱芹对于促进健康、预防疾病等有着积极的作用。

# 胡萝卜

《中药大辞典》

胡萝卜，因味辛则散，味甘则和，质重则降。故能宽中下气，而使肠胃之邪，与之俱去也。

——《本草求真》

**别称** 黄萝卜、胡芦菔、红芦菔、丁香萝卜、金笋、红萝卜。

**性味** 甘，平。

**归经** 归肺、脾经。

**贮藏** 置通风、干燥处。

胡萝卜为伞形科植物胡萝卜的根。冬季采挖根部，除去茎叶、须根，洗净。胡萝卜具有健脾、化滞的功效，可用于消化不良、久痢、咳嗽等的治疗。

胡萝卜不仅营养丰富，而且可被用于蒸、煮、炒、炖等多种方式烹饪。无论是作为主菜还是配菜，胡萝卜都能为食者增添一份健康和美味。蒸胡萝卜可以保留其原汁原味和大部分的营养成分；炒胡萝卜丝或胡萝卜片能增添菜肴的色彩和口感；炖胡萝卜则能让其更加软糯，与肉类或其他蔬菜搭配可以使营养更加丰富。

# 一剪梅·胡萝卜

碧叶灵实越人参。丁香萝卜，春泥随身。
良方效用何时闻？鲜嫩玉食，珠翠安陈。
健脾化滞悦朝晨，遇得凡尘，知者利仁。
味甘性平入肺脾，宽中美馔，轻抚罗纹。

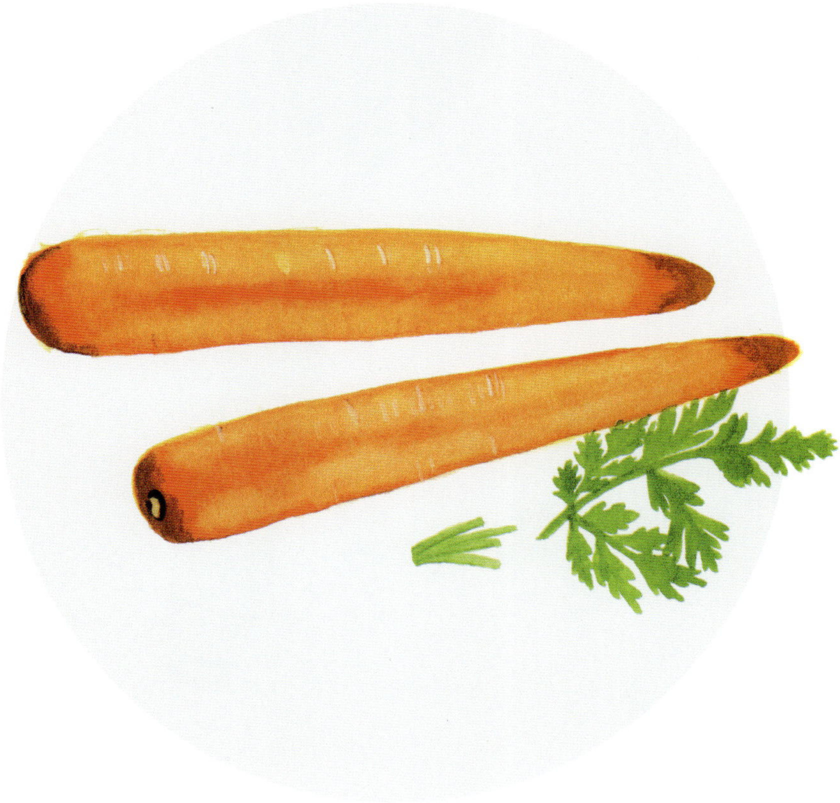

# 莴苣

《中药大辞典》

咼国使者来汉，隋人求得菜种，酬之甚厚，故因名千金菜。今莴苣也。

——《清异录》

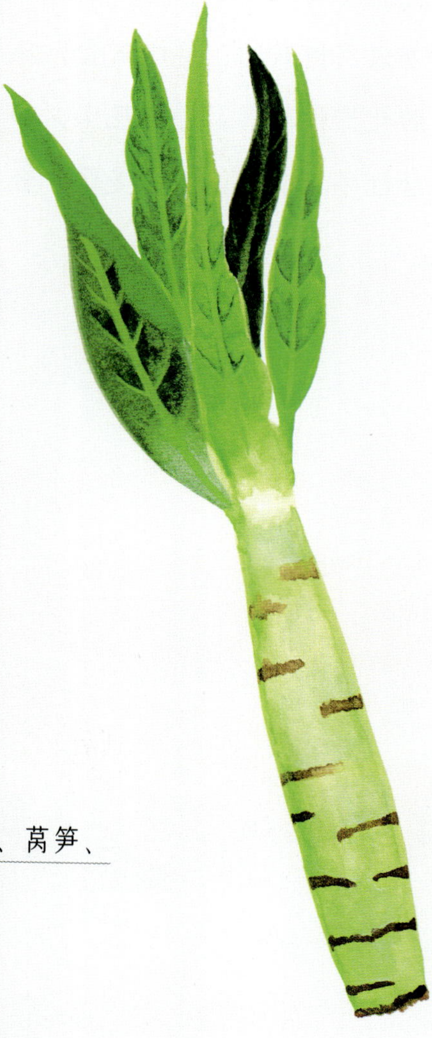

别称 莴苣菜、千金菜、莴笋、莴菜、藤菜。

性味 辛、甘，凉。

归经 归小肠、胃经。

贮藏 置通风、干燥处。

## 浣溪沙·莴苣

芳春青苗未有余，
朱夏莴苣不自居，
安得童叟万人需。
虫蛇咬伤皆不惧，
利尿疏利壮体虚，
清热通乳解毒须。

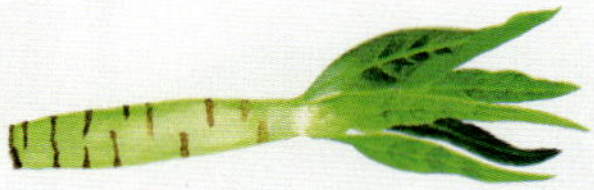

莴苣为菊科植物莴苣的茎、叶。春季嫩茎肥大时采收。除去杂质，晒干。莴苣具有利尿通乳、清热解毒的功效，可用于小便不利、尿血、乳汁不通、虫蛇咬伤、肿毒等的治疗。

莴苣除了具有一定的药用功效外，还是一种营养丰富、健康美味的蔬菜。其食用方式多样，可以生吃、炒食、煮汤或腌制等。无论是搭配肉类、海鲜还是蔬菜，都能烹饪出美味可口的菜肴。

# 鱼腥草

《中药大辞典》

鱼腥草方药罕用，近世仅以煎汤熏涤痔疮，及敷恶疮白秃。又治咽喉乳蛾，捣取自然汁，灌吐顽痰殊效。

——《本经逢原》

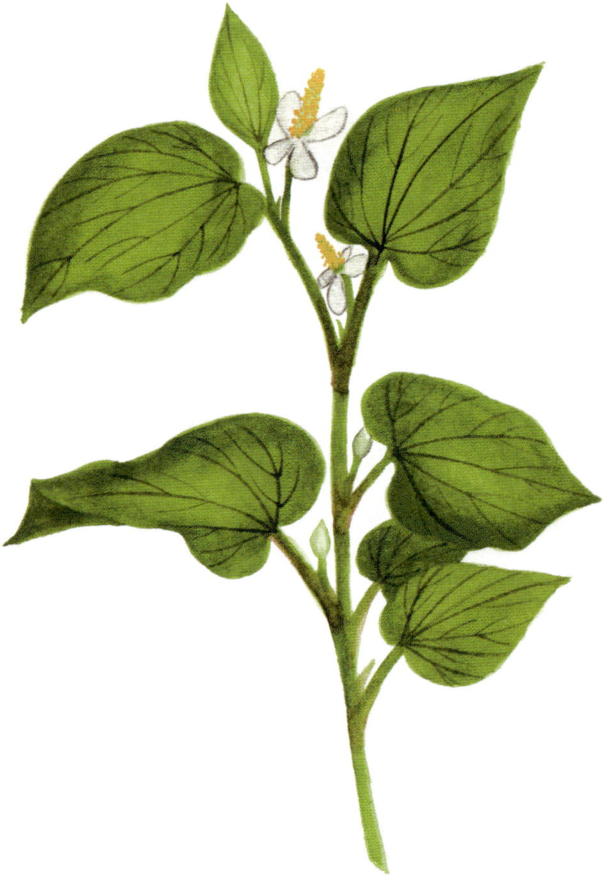

别称 岑（cén）草、蕺（jí）、菹（zū）菜。

性味 辛，微寒。

归经 归肺经。

贮藏 置通风、干燥处。鲜鱼腥草置通风、潮湿处。

# 木兰花·鱼腥草

茎叶若暮紫霞礼，芳华似穗鱼腥气。
山谷蔓生韶光依，觅寻紫蕺炎夏季。
江左黎庶得欢喜，清热解毒止热痢。
消痈排脓缓疟疾，利尿消肿通淋溺。

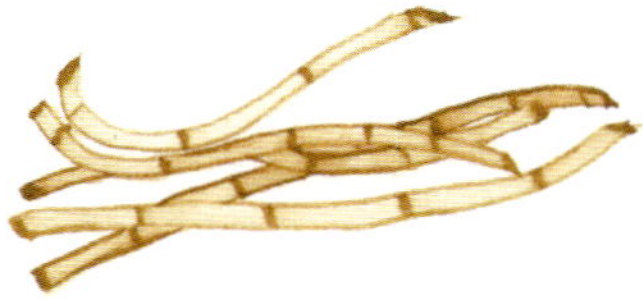

鱼腥草为三白草科植物蕺菜的地上部分。夏、秋季采收，将全草连根拔起，洗净，晒干。鱼腥草具有清热解毒、消痈排脓、利尿通淋的功效，可用于肺痈吐脓、痰热喘咳、热痢、热淋、痈肿疮毒等的治疗。

鱼腥草的药用价值在我国有着悠久的历史，在云贵川地区，还被广泛应用于多种菜肴中，如凉拌、炒腊肉、炖汤等。这些菜肴不仅味道鲜美，而且具有独特的口感和营养价值。鱼腥草在当地的蘸水中也占据重要地位，成为许多菜肴不可或缺的调味品。无论是烧烤、火锅还是其他小吃，鱼腥草都为其增添了独特的风味。

# 黄瓜

《中药大辞典》

张骞使西域得种，故名胡瓜。

——《本草纲目》

## 木兰花·黄瓜

翠怡甘爽一清饮，窈窕楚腰众芳尽。
依藤盘绕得绿荫，倾尽馈民不悭吝。
除热利水消浮饮，化肿解毒芬凉沁。
除烦消渴请方临，玉食雅馔韵清浸。

别称　胡瓜、王瓜、刺瓜。

性味　甘，凉。

归经　归脾、胃、大肠经。

贮藏　置通风、干燥处。

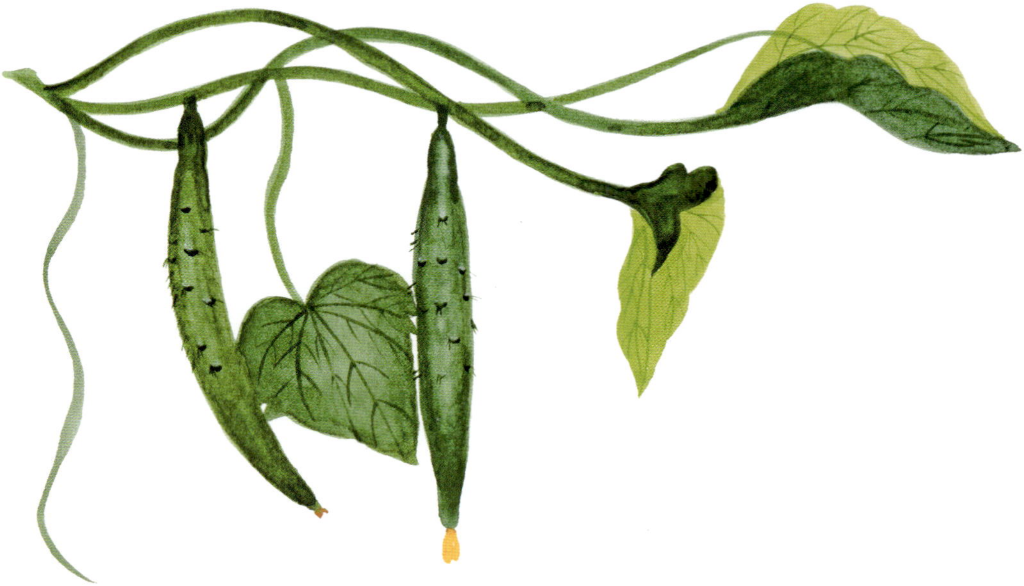

黄瓜为葫芦科植物黄瓜的果实。7—8 月采取果实，鲜用。黄瓜具有除热、利水、解毒的功效，可用于烦渴、咽喉肿痛、火眼、烫火伤等的治疗。

黄瓜不仅具有一定的药用功效，还是百姓餐桌上一种常见的蔬菜，可以直接生吃，也可以用来制作各种美食，如凉拌黄瓜、黄瓜炒蛋、黄瓜汤等都是常见的家常菜。这些菜肴不仅美味可口，还具有一定的营养价值。

关于黄瓜名字的来历，还有一个有趣的小故事。黄瓜原名叫胡瓜，是汉朝张骞出使西域时带回中原的。当时中原人把西域人称为胡人，所以他们带回来的瓜就被称为胡瓜。后赵皇帝石勒是羯族人，他忌讳“胡”字。有一次，石勒故意指着一盘胡瓜问大臣樊坦：“这是什么？”樊坦机智地回答：“紫案佳肴，银杯绿茶，金樽甘露，玉盘黄瓜。”石勒听后很满意，“黄瓜”这个名称也就逐渐流传开来，一直沿用至今。

# 白萝卜

《唐本草》

主吞酸，化积滞，解酒毒，散瘀血，甚效。

——《本草纲目》

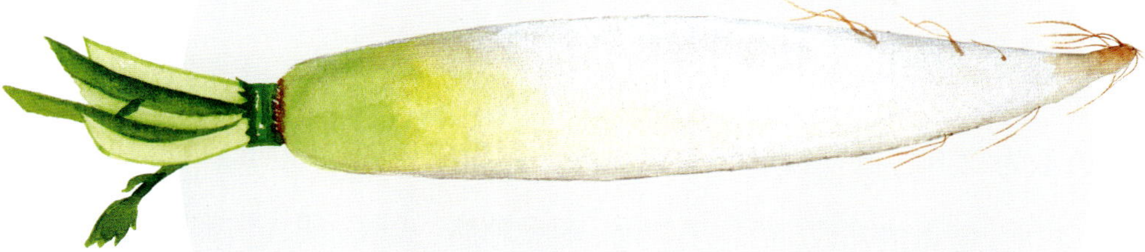

别称 莱菔、芥根、芦菔、萝白、紫菘。

性味 辛、甘，凉。

归经 归脾、胃、肺、大肠经。

贮藏 置通风、干燥处。

注意 脾胃虚寒者忌食。

# 破阵子·白萝卜

唯末伏初为善，破甲即可供食。
一年四季皆可伴，生克熟补不一般。
宽中味辛甘。
育沙壤者甘脆，生瘠土之辣坚。
凌霜莱菔佳肴馔，下气消食化积痰。
除胀脾肺安。

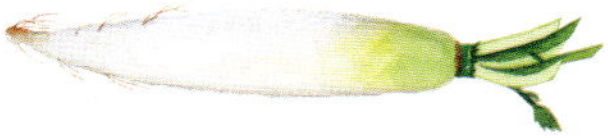

白萝卜为十字花科植物莱菔的根，具有消食化痰、下气宽中的功效，可用于反胃吐食、鼻衄、食积饱胀、咳嗽痰多等的治疗。

白萝卜不仅具有一定的药用功效，作为一种常见的根茎类蔬菜，它还具有丰富的营养价值。口感清脆的白萝卜可以直接生吃或做成凉拌菜，也可以将白萝卜切丝、切片，搭配各种食材炒制。白萝卜也是制作汤品的重要原料，可与肉类、豆腐等食材一同炖煮，以吸收汤汁的精华，如白萝卜海带汤、白萝卜排骨汤等，都具有滋补养生的功效。

# 马铃薯

《中华本草》

菜依树生，掘取之，形有大小，略如铃子，色黑而圆，味苦甘。

——《松溪县志》

**别称** 阳芋、山药蛋、土豆、洋芋、山洋芋。

**性味** 甘，平。

**归经** 归脾、胃、大肠经。

**贮藏** 置通风、干燥处。

马铃薯为茄科植物马铃薯的块茎。夏、秋季采收，洗净，鲜用或晒干。马铃薯具有和胃健中、解毒消肿的功效，可用于胃痛、痈肿、湿疹、烫伤等的治疗。

马铃薯不仅具有一定的药用功效，作为食材，还具有丰富的营养价值。马铃薯可以煮、烤、蒸或油炸，如传统的酸辣土豆丝、烤薯角、薯条、土豆泥等，都是深受人们喜爱的美食。此外，马铃薯还可以与多种食材搭配，制作出美味的菜肴。

# 蝶恋花·马铃薯

荆桥稚菊斜畔处。

热烹菜肴，熟煨山洋芋。

解毒消痧化痈肿，和胃健中安痹痛。

秋时根肥相连缀。

似芋而甘，亦如薯而淡。

疗饥救荒贫民储，羹臑煨灼布衣赋。

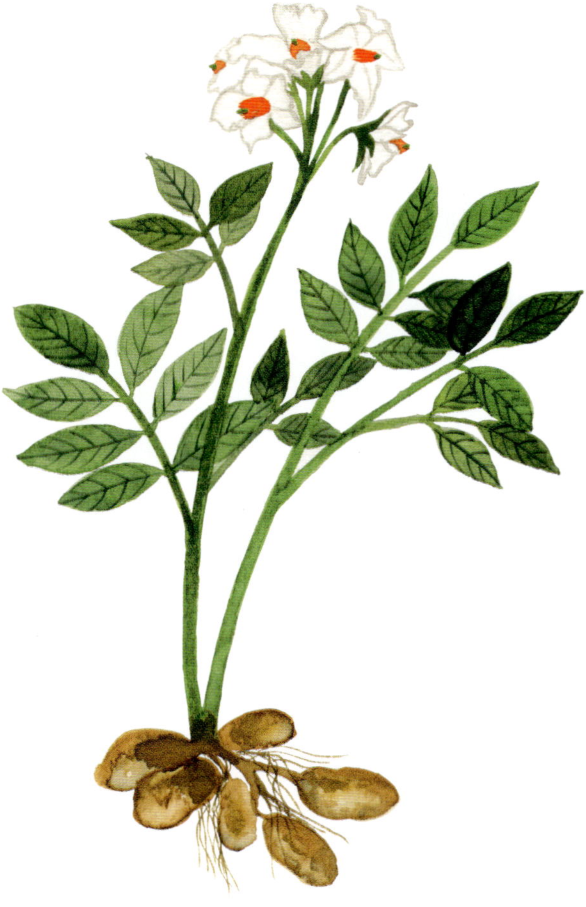

# 绿豆

《中药大辞典》

凡畜藏绿豆种子，或用地灰、石灰、马蓼，或用黄土拌收，则四五月间不愁空蛀。

——《天工开物》

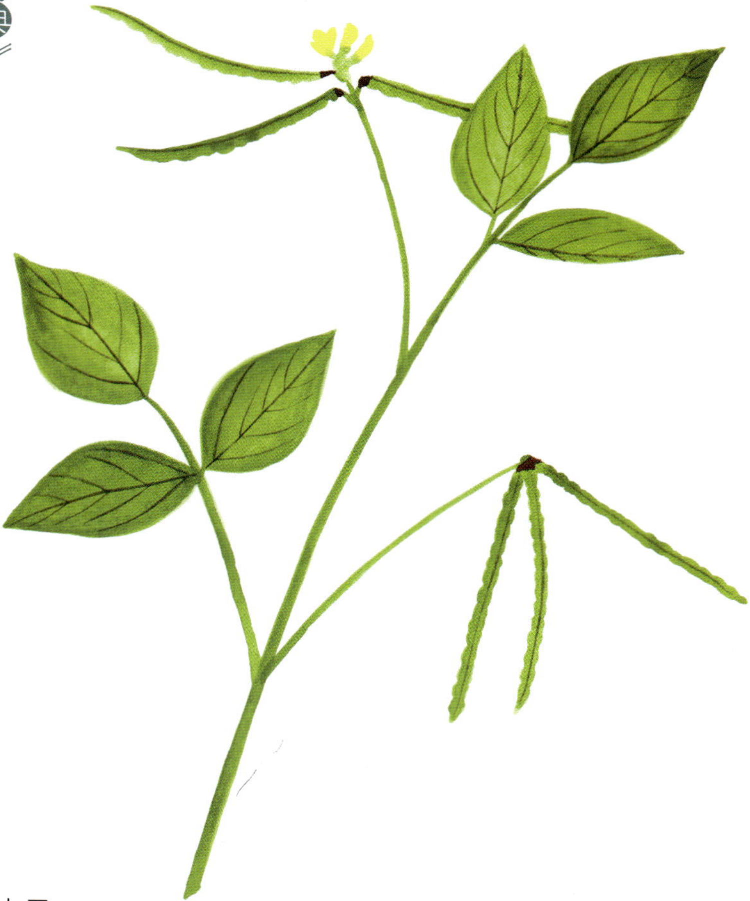

别称 青小豆。

性味 甘，寒。

归经 归心、肝、胃经。

贮藏 置通风、干燥处。

## 浣溪沙·绿豆

碧叶摇风绿满溪，
青罗宝璐寄情思，
消暑利水染青畦。
春播秋实不曾语，
盘中珍馐味相宜，
静心润燥馈布衣。

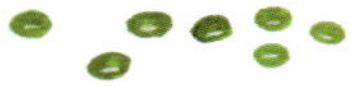

绿豆为豆科植物绿豆的种子。立秋后种子成熟时采收，拔取全株，晒干，将种子打落，除去杂质。绿豆具有清热解毒、消暑利水的功效，可用于暑热烦渴、水肿、丹毒、痈肿等的治疗。

绿豆除了具有一定的药用功效外，在生活中的应用广泛且多样。绿豆汤是绿豆最经典的特色美食之一，它是将绿豆洗净后浸泡一段时间，然后加入适量的水煮熟，最后加入冰糖或蜂蜜调味即可。还有以绿豆粉为主要原料，与糯米粉、糖等混合后蒸熟的传统的中式糕点绿豆糕。将煮熟的绿豆与牛奶、冰块等混合后打成冰沙状，再撒上一些坚果碎或水果粒制成的绿豆冰沙，冰爽可口，也是百姓喜爱的夏日清凉甜品之一。

# 8 云南过桥米线

云南省，简称“云”或“滇”，是我国的省级行政区，省会为昆明。云南地处中国西南边陲，东部与贵州、广西壮族自治区相邻，北部与四川隔江相望，西部与缅甸接壤，南部和老挝、越南毗邻。

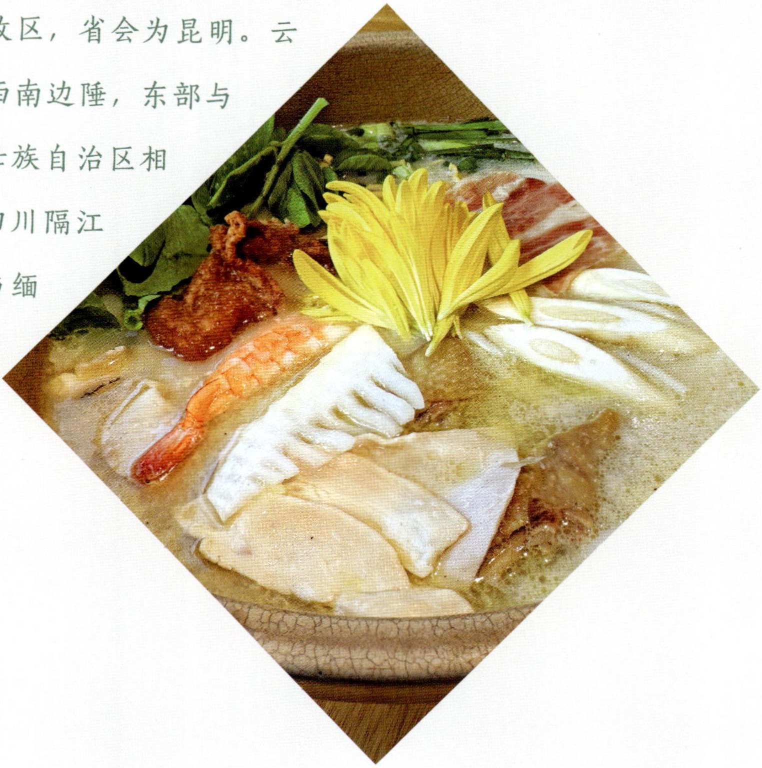

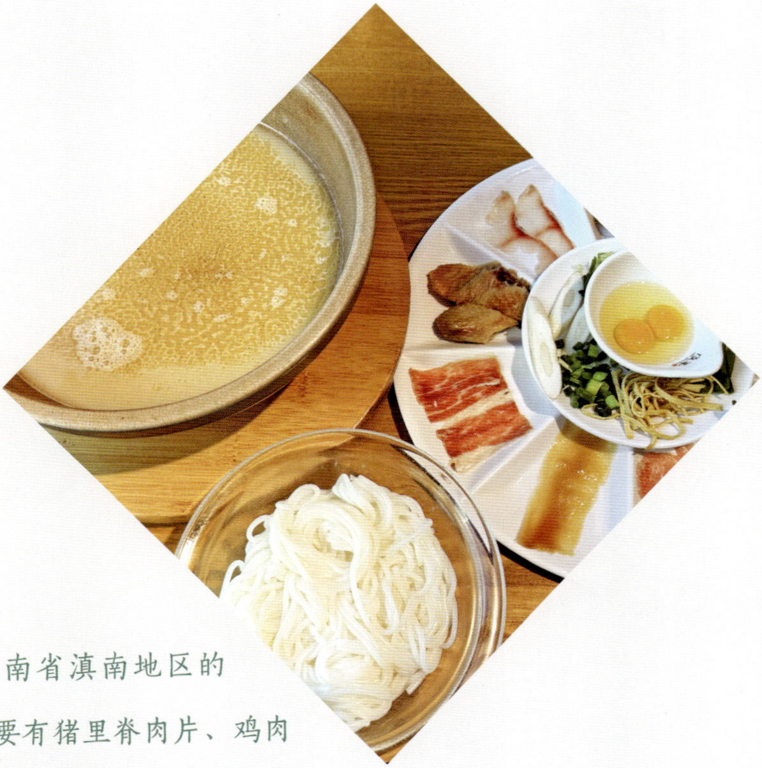

过桥米线是云南省滇南地区的特色小吃，食材主要有猪里脊肉片、鸡肉片、醴鱼片、豌豆尖、鹌鹑蛋、芫荽、韭菜、葱等，最重要的还有主食米线。制作过桥米线首先需要煨制浓白的高汤，然后盛入大碗中，将准备好的猪里脊肉片、鸡肉片、醴鱼片、豌豆尖、鹌鹑蛋、芫荽、韭菜等食材放入，静置2分钟后，放入米线，撒上葱即可食用。

# 猪肉

《中药大辞典》

猪肉，其味隽永，食之润肠胃，生精液，丰肌体，泽皮肤，固其所也，惟多食则助热生痰，动风作湿，伤风寒及病初愈人为大忌耳。

——《本草备要》

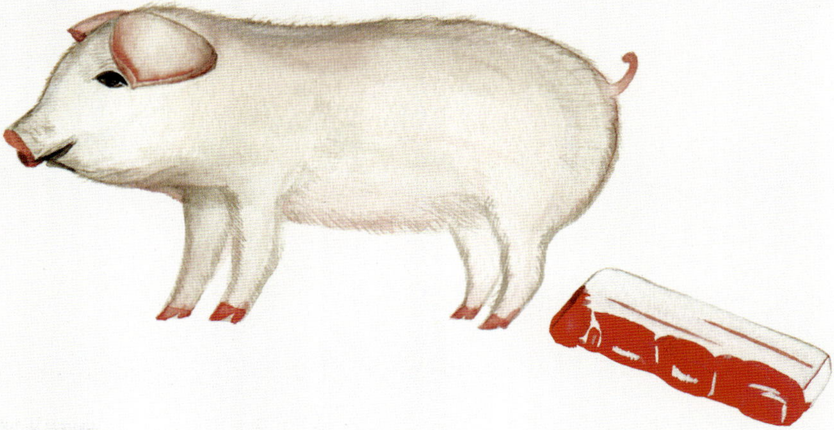

**别称** 豕肉、豚肉、彘肉。

**性味** 甘、咸，微寒。

**归经** 归脾、胃、肾经。

**贮藏** 置通风、干燥处。

**注意** 湿热、痰滞内蕴者慎服。

## 一剪梅·猪肉

盖内有豕现娇憨。敦朴奢智，世事更番。
家中存豚谓之福，气定神闲，恬淡虚无。
滋阴润燥固容颜。丰充胃汁，助热生痰。
通利脏腑除虚烦，老少皆宜，五味甘咸。

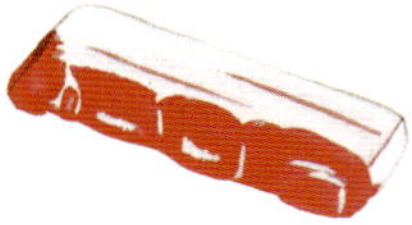

猪肉为猪科动物猪的肉，具有滋阴、润燥的功效，可用于热病津伤、消渴羸瘦、燥咳、便秘等的治疗。

猪肉作为重要食材之一，在中华美食文化中占据了举足轻重的地位。如我国传统的经典菜肴红烧肉，其选用五花肉慢炖，使得猪肉的鲜香与调料充分融合，肉质酥烂，入口即化。还有以猪肉为主要原料的特色美食东坡肉，是将猪肉切成方块，用油煸炒至金黄色，再加入冰糖和其他调料炖制而成，色泽红亮，味醇汁浓。又如以独特口感而著称的川菜回锅肉，以猪后臀肉为主料，搭配青椒、蒜苗等炒制而成，口感鲜嫩且不腻。

# 鸡肉

《中药大辞典》

首戴冠者，文也；足傅距者，武也；敌在前敢斗者，勇也；见食相告者，仁也；守夜不失时者，信也。

——《韩诗外传》

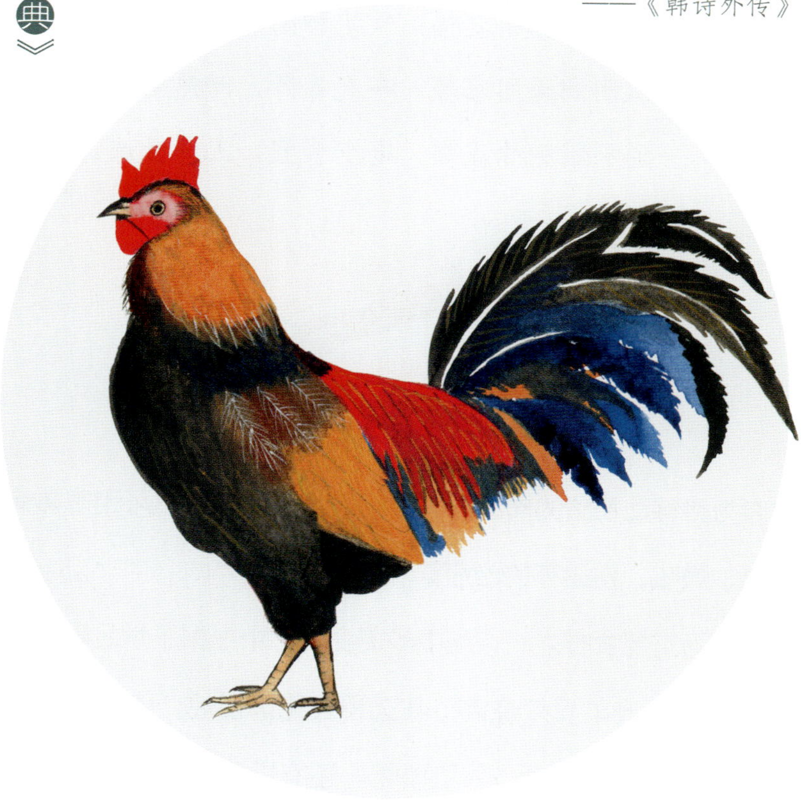

**别称** 家鸡肉、烛夜。

**性味** 甘，温。

**归经** 归脾、胃经。

**贮藏** 置通风、干燥处。

**注意** 凡实证、邪毒未清者不宜食。

## 一剪梅·鸡肉

玉箸佳肴共举觞。自得逍遥，醉享醇香。
守夜不失诚信扬，益气缓劳，灶火微黄。
停泻止痢乳汁良。烦除肿消，妇隐尽详。
补精填髓补中堂，布衣佳肴，笑语欢长。

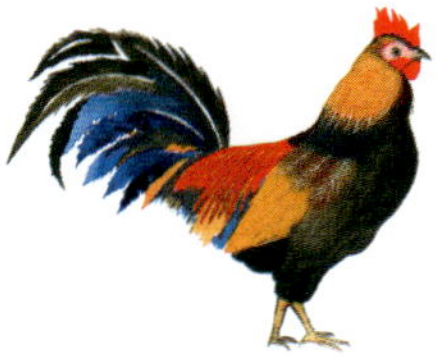

鸡肉为雉科动物家鸡的肉，全国各地均有饲养。鸡肉具有温中益气、补精填髓的功效，可用于虚劳羸瘦、胃呆食少、泄泻、下痢、消渴、水肿、小便频数、崩漏、产后乳少、病后虚弱等的治疗。

鸡肉不但具有一定的药用功效，更是百姓餐桌上必不可少的美味食材。如将鸡肉煮熟后过冷水，搭配姜、葱、蒜和油制成的蘸料一起食用的广东传统名菜白切鸡；用调味料腌制鸡肉，用热盐包裹并焗制的盐焗鸡；经过高汤蒸熟，再用油炸至焦酥的山东传统风味香酥鸡；还有将鸡用泥土和荷叶包裹，烘烤而成的江南名吃叫花鸡。每一种做法都体现了不同地域的文化特色和独到的烹饪技艺。

# 鳢鱼

《中药大辞典》

鳢首有七星，形长体圆，头尾相等，细鳞、色黑，有斑花纹，颇类蝮蛇，形状可憎，南人珍食之。

——《本草纲目》

别称 乌棒、乌鱼、黑鱼、蠡鱼、文鱼。

性味 甘，寒。

归经 归脾、胃、肺、肾经。

贮藏 置通风、干燥处。

## 一剪梅·鳢鱼

威风凛凛乌氅衣。碧草匿及，深居隐息。
鸷狠狼戾无逆途，踏波行时，骁勇无敌。
利水消肿缓痛疾。祛风除湿，益精健脾。
清热解毒填虚无，养肝适宜，滋补适宜。

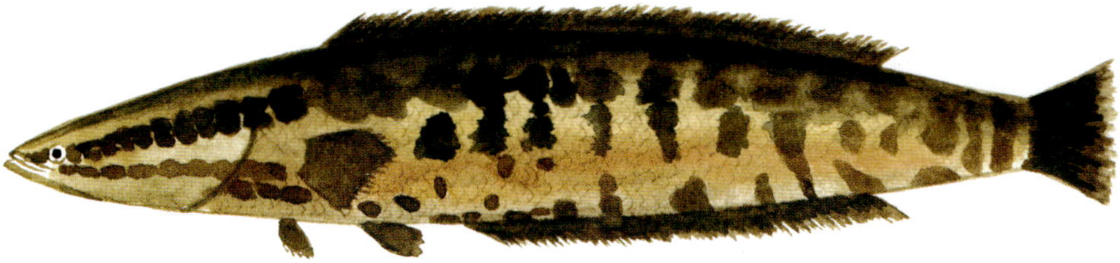

鳢鱼为鳢科动物鳢鱼的肉或全体，分布很广，存在于我国大部分地区的河流、湖沼中。醴鱼具有补脾、利水的功效，可用于水肿、湿痹、脚气、痔疮、疥癣等的治疗。

鳢鱼肉质细腻且少刺，蛋白质含量高，脂肪含量低，特别是钾、锰、钙、锌、铁、铜等矿物质含量也很可观，所含的不饱和脂肪酸对降低胆固醇水平、预防心血管疾病有着积极的影响，适合各个年龄层和各种身体状况的人群食用。无论是清蒸、红烧还是炖汤，都能展现出其独特的风味，适合做成多种菜肴。它独特鲜美的口感也深受人们喜爱，是百姓餐桌上常见的一道美食。不仅如此，醴鱼还具有一定的药用功效，特别适合病后、产后及手术后的人群食用。

# 豌豆

《中药大辞典》

山戎，豌豆也，其苗柔弱宛宛，故得名豌豆，种出胡戎，今北土甚多。

——《本草纲目》

别称　青豆、寒豆、雪豆。

性味　苦，平。

归经　归脾、胃经。

贮藏　置通风、干燥处。

豌豆为豆科植物豌豆的种子，具有和中下气、利小便、解疮毒的功效，可用于呃逆呕吐、霍乱转筋、脚气、水肿、痈肿等的治疗。

豌豆在生活中的应用非常广泛，既可用作食材烹饪多样美食，又能在农业生产和生态环境领域发挥重要作用，同时还具有丰富的营养价值。作为蔬菜，豌豆能通过炒、煮、炖、蒸等多种方式烹制，味道各异且营养充足；作为配料，可被添加到沙拉、面包、糕点等各类美食中，增添风味和营养价值；作为豆科植物，豌豆能与根瘤菌共生，提升土壤肥力，助力农业可持续发展；此外，豌豆的藤蔓和残茬还可作为饲料喂养牲畜，以实现资源的循环利用。

# 一剪梅·豌豆

昧花蝶冠吐芬芳。茕茕孑立，蔓绕清香。
怜怜轻曳绿丝摇，朴实无华，笑语逍遥。
调和营卫化疮疡。复叶相依，轻舞飞扬。
和中下气理胃脾，消渴除烦，互叙衷肠。

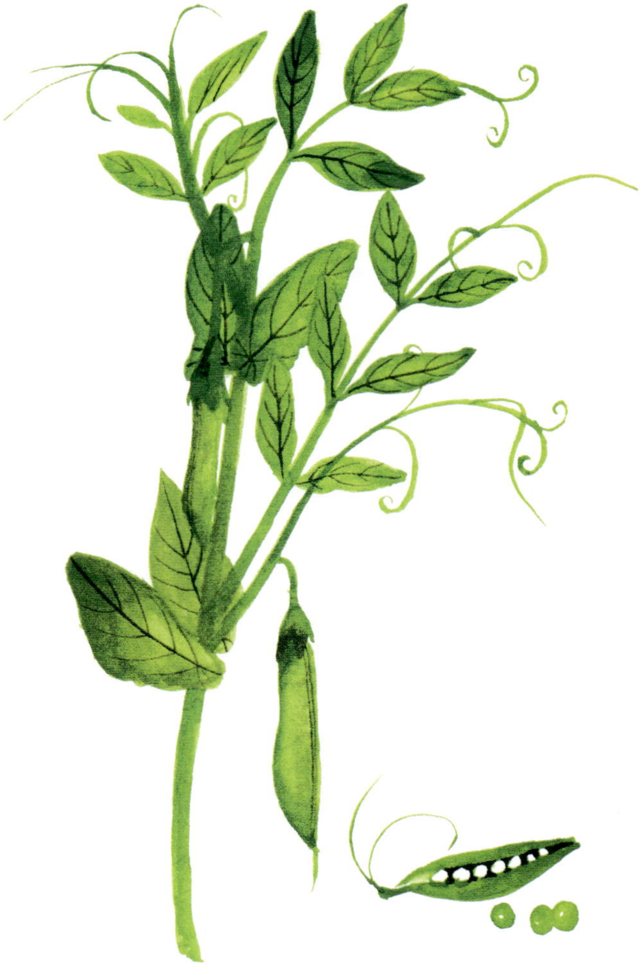

# 鹌鹑蛋

《全国中草药汇编》

鹑，大如鸡雏，头细而无尾，毛有斑点，甚肥，雄者足高，雌者足卑，其性畏寒，其在田野，夜则群飞，昼则草伏，人能以声呼取之，畜令斗搏。

——《本草纲目》

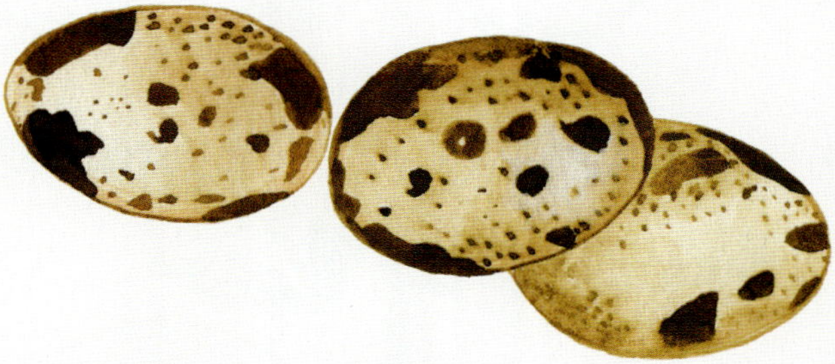

**别称** 鹑鸟蛋、鹌鹑卵。

**性味** 甘，平。

**归经** 归脾、胃、肝、肺经。

**贮藏** 置通风、干燥处。

## 一剪梅·鹌鹑蛋

安逸祥和显静谧。雉科飞禽，隐匿花衣。
羽翎百结终俭勤，性烈不藏，好争擅袭。
养肝调肺缓痢疾。消解疳积，得之心怡。
祛湿止痹安心神，才知肺及，方到胃及。

鹌鹑蛋为雉形目雉科鹌鹑的蛋，具有补中气的作用，可用于胃病、肺病、神经衰弱、肋膜炎等的治疗。

鹌鹑蛋的蛋白质含量较高，且其蛋白质的分子较小，易于消化吸收。鹌鹑蛋蛋白质的含量比鸡蛋的高出约 3 倍，维生素 $B_2$ 的含量比鸡蛋的高出约 2 倍，硒的含量比鸡蛋的高出约 3 倍。在脂肪含量方面，鹌鹑蛋相对较低，每 100 克只含有 11.09 克左右，比鸡蛋低了约一半，因此，鹌鹑蛋宜常食，为滋补食疗之品。

# 芫荽

《中药大辞典》

胡荽，辛温香窜，内通心脾，外达四肢，能辟一切不正之气。故痘疮出不爽快者，能发之。

——《本草纲目》

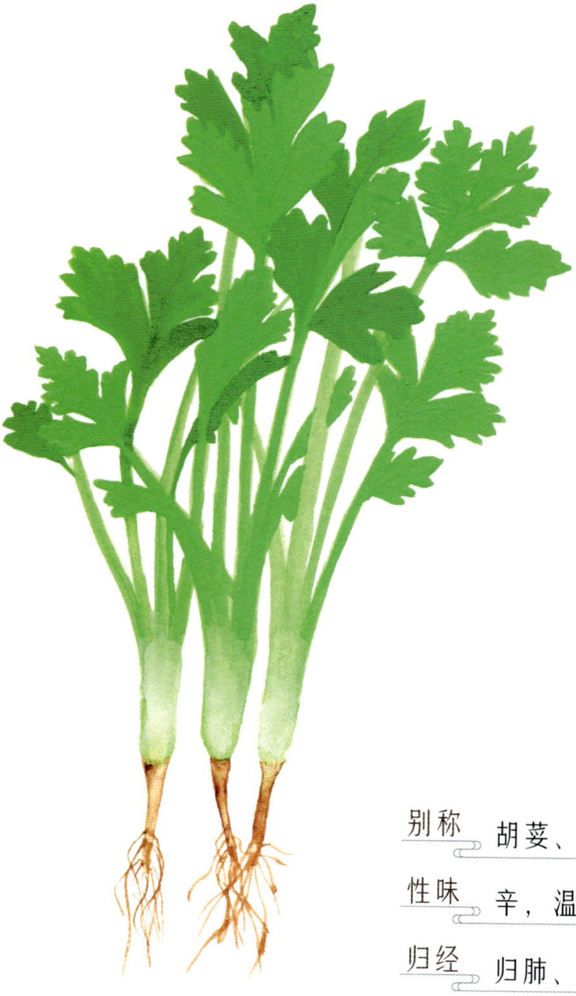

别称 胡荽、香菜。

性味 辛，温。

归经 归肺、胃经。

贮藏 置通风、干燥处。

## 破阵子·芫荽

翠叶轻舞碎绿，月下地锦微扬。
案上佳肴佐馥味，杯中美酒添郁香。
欣饮清凉汤！
发表透疹健胃，安痞消食缓伤。
芫荽可使疾患愈，独具芬芳留名长。
幸得此良方！

芫荽为伞形科植物鞠荽的全草。全草鲜用，用时采集。芫荽具有发表透疹、健胃的功效，可用于麻疹初期不易透发、食滞胃痛、痞闭等的治疗。

芫荽是一种常见且用途广泛的香草植物，其独特的香气和风味使其在生活中有多种应用。芫荽最常见的用途是作为调味料。将芫荽叶泡水或煮沸可以制成芫荽茶，有助于消化和缓解胃肠不适。新鲜芫荽叶被广泛用于凉拌菜、汤品、面条、沙拉等食物中，起调味增香的作用。芫荽独特的香味还可以用于制作香精和香水。在日常生活的多个方面，芫荽都展现出它的多样性和独特价值。

# 韭菜

《中药大辞典》

韭合：韭菜切末拌肉，加作料，面皮包之，入油灼之。面内加酥更妙。

——《随园食单》

## 破阵子·韭菜

春浓清露翠色，满园芳草神怡。
难得收获时节乐，田园促膝心相依。
黄土慰生息。
温中行气止痹，止泄固精暖腰膝。
百合清雅葱莹意，散血解毒亦可及。
再待复出期！

别称　丰本、草钟乳、起阳草、懒人菜、长生韭、壮阳草、扁菜。

性味　辛，温。

归经　归肝、胃、肾经。

贮藏　置通风、干燥处。

注意　阴虚内热及疮疡、目疾者均忌食。

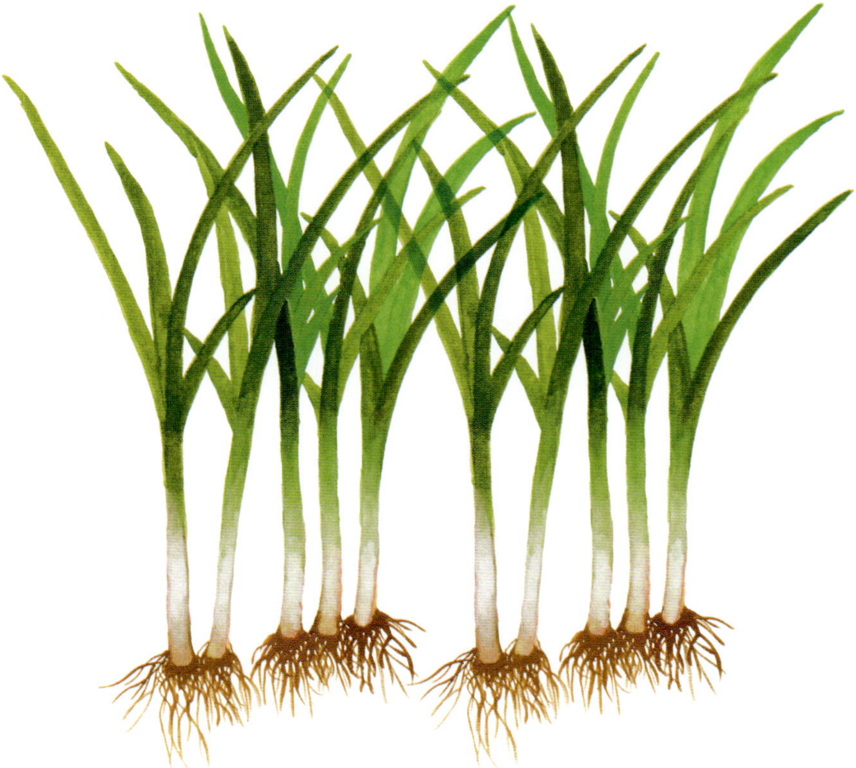

韭菜为百合科植物韭的叶，具有温中行气、散血解毒的功效，可用于胸痹、噎膈、反胃、吐血、衄血、尿血等的治疗。

韭菜因其独特的辛香味，成为许多中式菜肴中不可缺少的配料。它不仅可以与鸡蛋、豆芽、豆干等搭配炒制，也可以作为饺子和馅饼的馅料。韭菜含有丰富的维生素 C、维生素 $B_1$、维生素 $B_2$、胡萝卜素等多种营养物质。每 100 克韭菜就含有约 1.5 克的纤维素，故其有助于促进肠道蠕动，改善消化系统的功能。

# 葱白

《中药大辞典》

其茎可作汤，主伤寒，寒热，出汗，中风，面目肿。

——《神农本草经》

## 浣溪沙·葱白

葱白纤纤映浮光，
微风拂面予幽香，
素雅轻灵胜琼浆。
益气通阳解毒伤，
风寒初袭啜姜汤，
达表和里觅良方。

葱白为百合科植物葱的鳞茎。采挖后切去须根及叶，剥除外膜。葱白具有发表、通阳、解毒的功效，可用于伤寒寒热头痛、阴寒腹痛、虫积内阻、二便不通、痢疾、痈肿等的治疗。

葱白作为一种常见的调味品，在百姓餐桌上扮演着重要的角色。无论是炒菜还是炖汤，葱白都是必不可少的食材之一。除此之外，葱白在日常生活中还有一些小妙用，如葱白粥或葱白姜汤可以缓解感冒初期的症状；将葱白切碎放在房间里，还可以起到清新空气的作用。

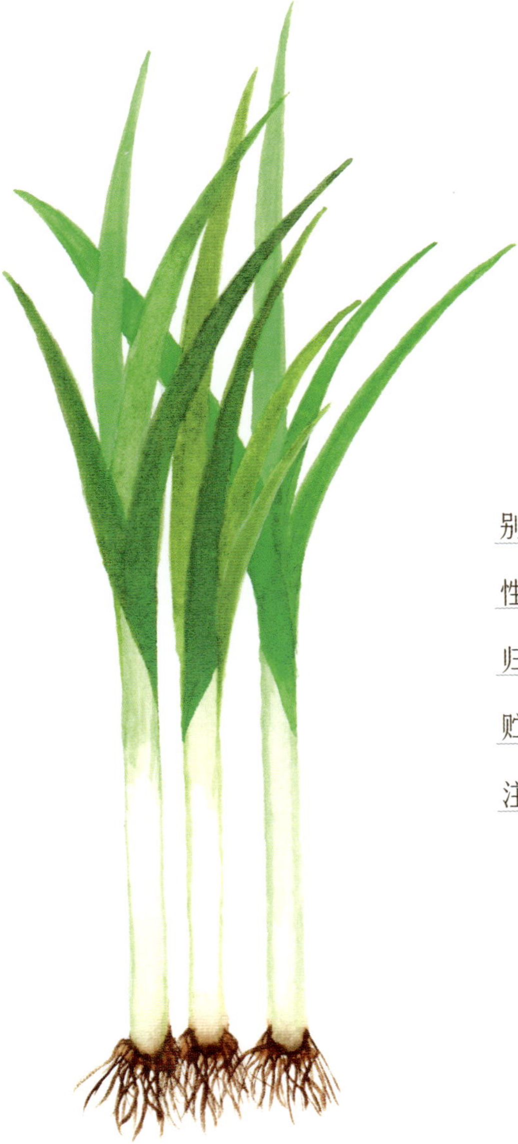

别称　葱茎白、葱白头。

性味　辛，温。

归经　归肺、胃经。

贮藏　置通风、干燥处。

注意　表虚多汗者慎服。

# 9

# 云南鲜花饼

云南鲜花饼是以鲜花为主要原料，配以面粉、猪油等精心制作而成。从花瓣的采摘、馅料的制作，到饼皮的包裹和烤制，制作工艺非常考究。在云南，一年四季有不同的鲜花，其中，玫瑰花、茉莉花、菊花等都可以作为鲜花饼的馅料使用。

云南鲜花饼外层酥皮较薄，内馅清香扑鼻，不仅软糯香甜，而且具有丰富的营养价值。另外，云南鲜花饼还具有理气解郁、和血散瘀、润肺和胃等的功效。

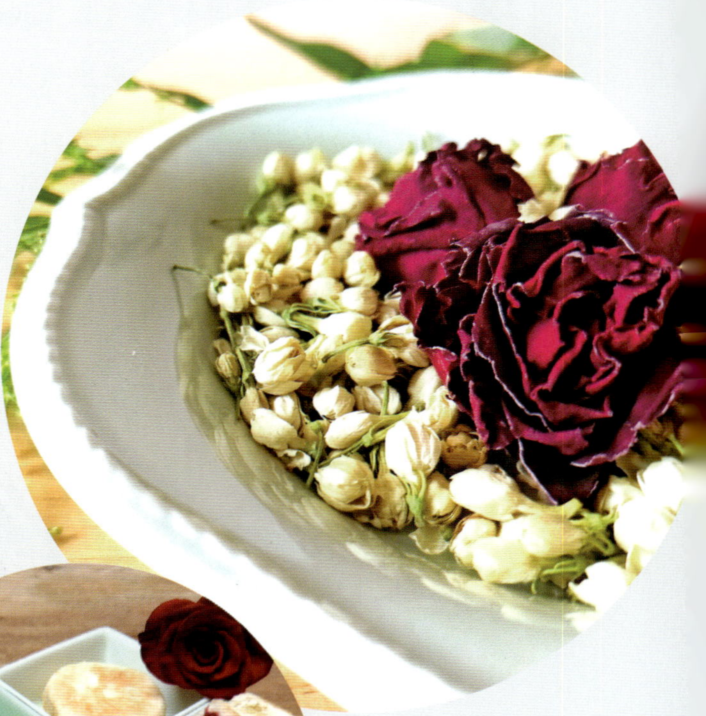

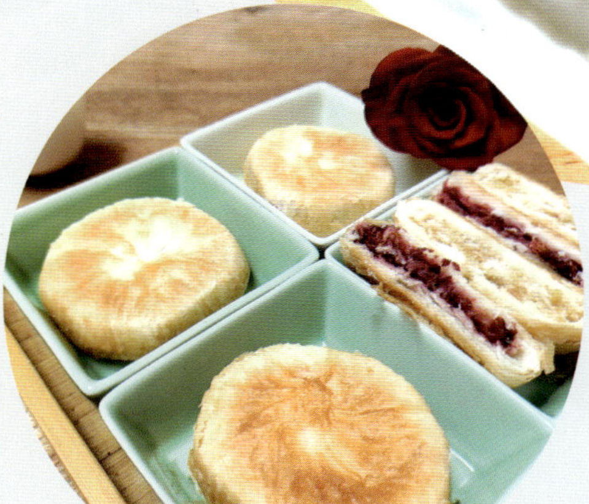

# 玫瑰花

《中国药典》

玫瑰花，香气最浓，清而不浊，和而不猛，柔肝醒胃，流气活血，宣通窒滞而绝无辛温刚燥之弊，断推气分药之中、最有捷效而最为驯良者，芳香诸品，殆无其匹。

——《本草正义》

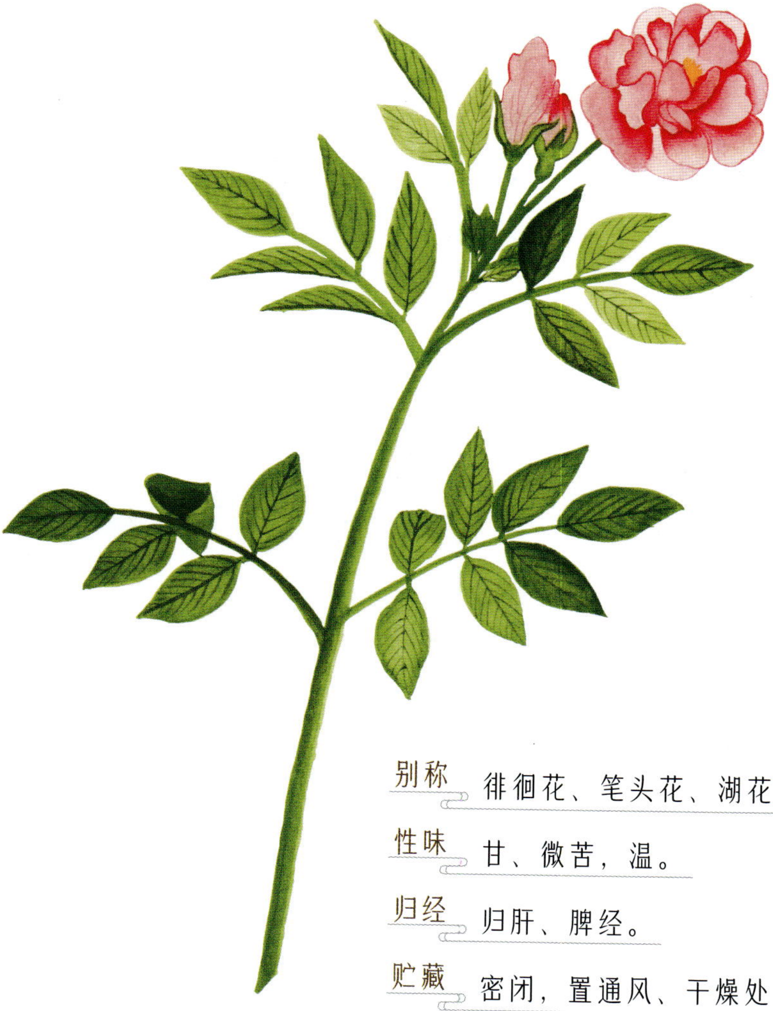

**别称** 徘徊花、笔头花、湖花、刺玫花。

**性味** 甘、微苦，温。

**归经** 归肝、脾经。

**贮藏** 密闭，置通风、干燥处。

## 蝶恋花·玫瑰花

芬芳秀雅随风戏。
清而不浊，蝶舞人间意。
落英缤纷何人许，和而未猛不自弃。
理气解郁消苦抑。
和血散瘀，破积缓痛痹。
柔肝醒胃活气血，年年岁岁颜不易。

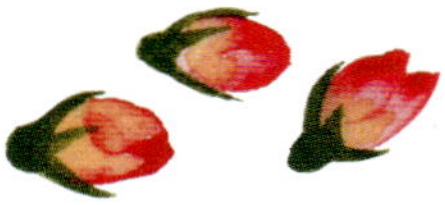

玫瑰花为蔷薇科植物玫瑰的干燥花蕾。春末夏初花将开放时分批采收，及时低温干燥。玫瑰花具有理气解郁、和血散瘀的功效，可用于肝胃气痛、新久风痹、吐血咯血、月经不调、赤白带下、痢疾、乳痈、肿毒等的治疗。

玫瑰花除了具有药用功效外，还可以做成口感芳香的玫瑰花茶。在云南鲜花饼中，玫瑰花作为馅料使用不仅可以增添鲜花饼的香气和口感，此外，其含有的丰富的维生素 C 和氨基酸，还具有滋润肌肤、改善肤质的功效，深受人们喜爱。

# 落花生

《中药大辞典》

长生果，能健脾胃，饮食难消者宜之。

——《本经逢原》

别称　花生、落花参、番豆、土露子、长生果、落地松、地果。

性味　甘，平。

归经　归脾、肺经。

贮藏　置通风、干燥处。

注意　肠滑便泄者慎食。不宜多食。

落花生为豆科植物落花生的种子，具有润肺、和胃的功效，可用于燥咳、反胃、脚气、乳妇奶水少等的治疗。

作为河南著名的花生产地——于封所产的花生，个个香脆可口、回味悠长。山东莒南的花生以个大粒饱、品质优良而闻名。各地以落花生为主要食材制作而成的特色美食不仅口感独特，而且融合了当地文化。如福建传统名吃咸酥花生，口感香脆，咸甜适中。口感麻辣香脆的四川特色小吃麻辣花生，则由花生与辣椒、花椒等调料炒制而成。

## 鹊桥仙·落花生

秋风清敛，田间微叹，落花生香浮现。

根扎沃土意芳何，不惮危苦添希冀。

炒用燥火，盐水煮啖，润肺和胃行气。

体润质滑缓干咳，适口助茗增香益。

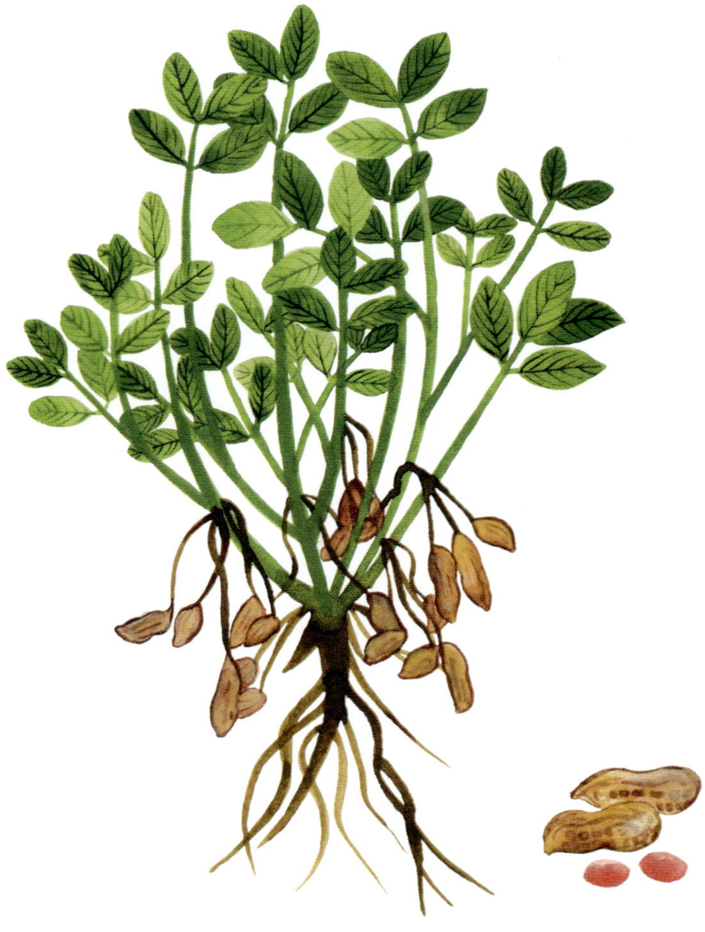

# 茉莉花

《中药大辞典》

茉莉，今人多以和入茶茗，取其芳香，功用殆与玫瑰花、代代花相似，然辛热之品，不可恒用。

——《本草正义》

别称　小南强、柰花、鬘华、木梨花。

性味　辛、微甘，温。

归经　归脾、胃、肝经。

贮藏　密闭，置通风、干燥处。

茉莉花为木犀科植物茉莉的花。7 月前后花初开时，择晴天采收，晒干。茉莉花具有理气开郁、辟秽和中的作用，可用于下痢腹痛、结膜炎、疮毒等的治疗。

茉莉花在生活中的应用十分广泛。制成茶饮时，其独特的香气与滋味能让茶饮更加醇厚和芬芳；用于云南鲜花饼的制作，作为馅料的茉莉花，可增添别具一格的香气和风味。

## 蝶恋花·茉莉花

不与秋色争绮丽。

秀雅诗意，仙骨天自赋。

冰葩素洁翡中立，温婉馥郁齐茗舞。

和中解毒化疮止。

味甘如怡，开郁辟秽物。

清虚安疸缓腹痹，平肝解郁听花语。

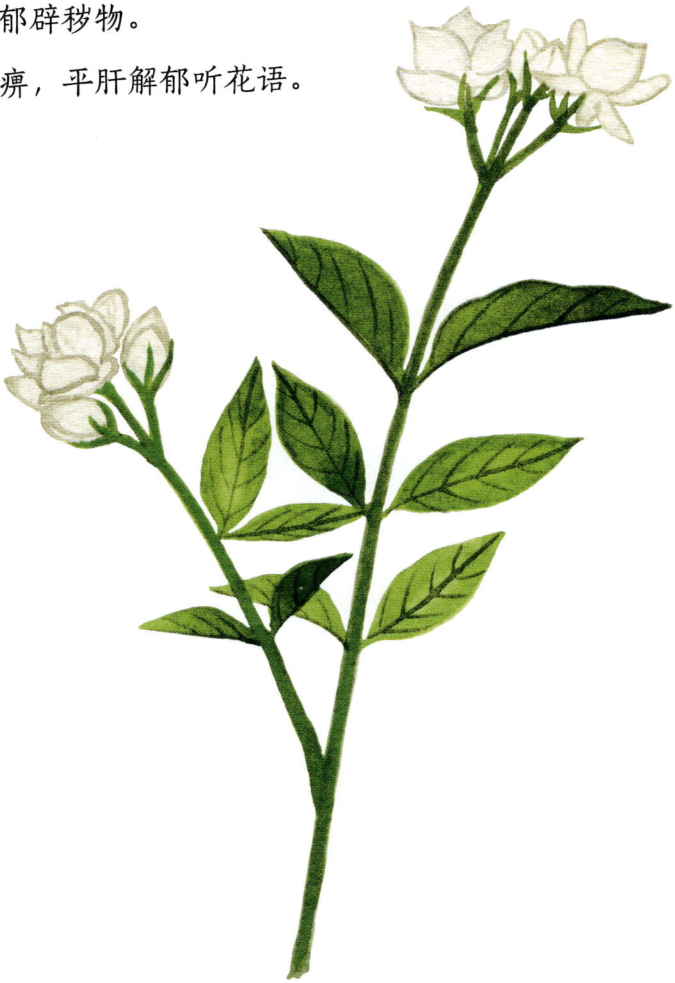

# 糯米

《中药大辞典》

糯米，益气补脾肺，但磨粉作稀糜，庶不粘滞，且利小便，以滋肺而气下行矣。若作糕饼，性难运化，病人莫食。

——《本经逢原》

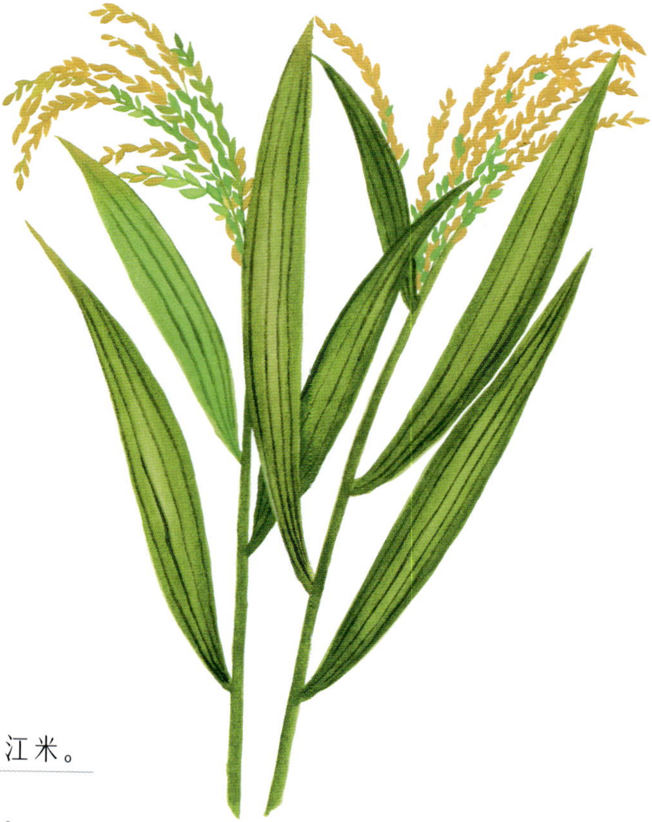

**别称** 稻米、江米。

**性味** 甘，温。

**归经** 归脾、胃、肺经。

**贮藏** 置通风、干燥处。

**注意** 湿热痰火及脾滞者禁食，小儿不宜多食。

# 蝶恋花·糯米

糯谷飘香秋雨让。
意重情深，田间丰收状。
晶莹剔透玉脂胖，绵绵轻揉入食坊。
敛汗解毒安康享。
缩尿固脱，补益入五脏。
江米性温酿酒热，健脾止泻善滋养。

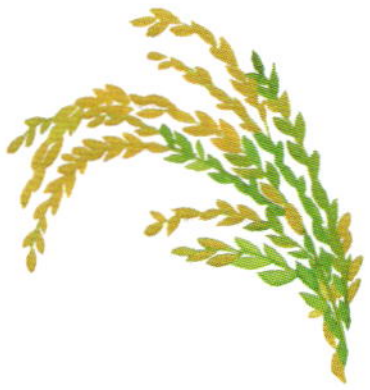

糯米是糯稻的去壳种仁，具有补中益气、健脾止泻、缩尿敛汗、解毒的作用，可用于调理脾胃虚寒、泄泻、消渴尿多、自汗、痘疮、痔疮等的治疗。

糯米不仅具有一定的药用功效，还以其独特的香糯黏滑口感被制作成各种特色美食。端午节人们用糯米搭配大枣、豆沙、肉类、咸蛋黄等馅料，包裹在箬叶中蒸煮而成粽子；元宵节人们用糯米皮包裹各种馅料做成汤圆，象征团圆和美满。另外，人们还以糯米为主要原料做成各种特色糕点。用糯米制作成的各种美食不仅软糯甘美，而且营养丰富，备受人们喜爱。

# 菊花

《中国药典》

菊花，生雍州川泽及田野，今处处有之，以南阳菊潭者为佳。

——《本草图经》

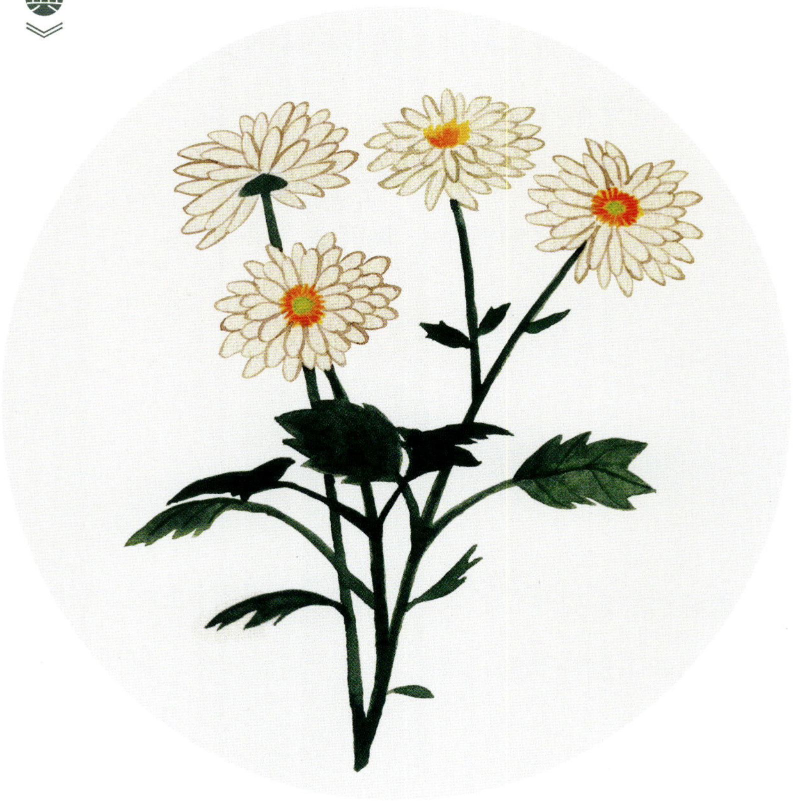

**别称** 节华、金精、甘菊、真菊、金蕊、家菊、馒头菊、簪头菊。

**性味** 甘、苦，凉。

**归经** 归肺、肝经。

**贮藏** 密闭，置通风、干燥处。

## 蝶恋花·菊花

秋夜静谧霜渐重。
满园金菊，香漫身未动。
悄然觉冷寒不已，风姿傲然待方用。
散风清热不与众。
采收焙干，花瓣娇颜送。
明目平肝消浮肿，利尿提神缓疾痛。

菊花为菊科植物菊的干燥头状花序。9—11 月花盛开时分批采收，阴干或焙干，或熏、蒸后晒干。菊花具有散风清热、平肝明目的功效，可用于风热感冒、头痛眩晕、目赤肿痛、眼目昏花等的治疗。

菊花具有清风散热、清肝明目、解毒、提神、利尿等多种功效，因此在云南鲜花饼中得到了广泛应用。菊花的品质受产地、种植方式、采摘时间等多种因素的影响，通常色泽鲜亮、气味清香者能赋予鲜花饼更好的风味与一定的食疗价值，可提升产品的品质。

# 蔷薇花

《中药大辞典》

刘克中云，香烈大耗真气，虚人忌服之。

——《纲目拾遗》

别称 刺花、白残花、柴米米花。

性味 苦、涩，凉。

归经 归胃、大肠经。

贮藏 密闭，置通风、干燥处。

蔷薇花为蔷薇科植物多花蔷薇的花朵。5—6 月花盛开时，择晴天采收，晒干。蔷薇花具有清暑、和胃、止血的功效，可用于暑热吐血、口渴、泄痢、疟疾、刀伤出血等的治疗。

生活中，蔷薇花可以制成多种有益健康的美味食饮。干燥的蔷薇花瓣能直接冲泡为清香的花茶；新鲜的蔷薇花瓣搭配蜂蜜腌制，可制成酸甜可口的蔷薇花蜜饯；若将其与红糖熬煮，可制作成蔷薇花糖水。如果将蔷薇花瓣与粳米一同煮粥，更是夏季消暑解渴的养生佳品，这款粥品具有活血化瘀、调经止痛的作用，适合经期不调、受痛经困扰者食用。

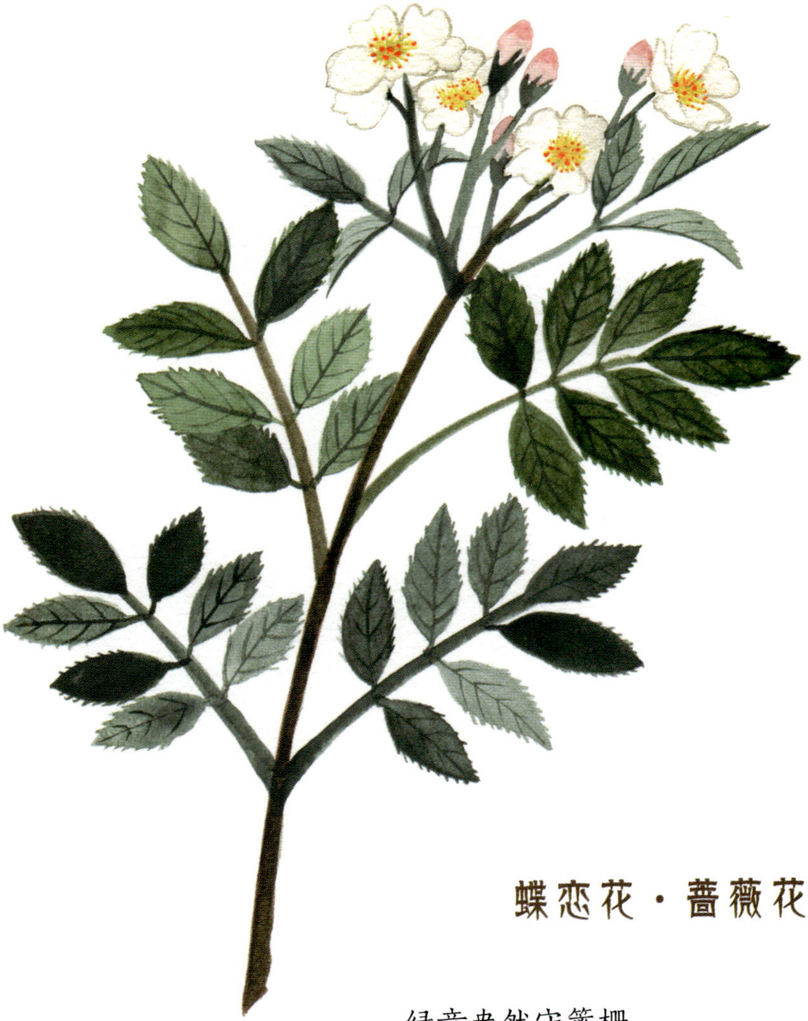

## 蝶恋花·蔷薇花

绿意盎然守篱栅。

香透斜阳，蔷薇爬满架。

粉罗带妆霞意雅，彩蝶轻舞花间下。

雨露轻染写心画。

月下婵娟，独倚无牵挂。

清暑和胃不觉假，止血良方瘀结化。

# 芋头花

《中药大辞典》

治内外痔疮，吐血及小儿脱肛。

——《四川中药志》

别称　芋苗花。

性味　辛，平；有毒。

归经　归胃、大肠经。

贮藏　密闭，置通风、干燥处。

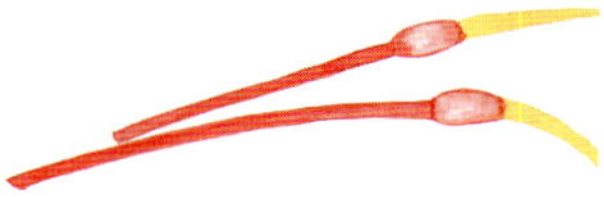

芋头花为天南星科植物芋头的花蕾，具有理气止痛、散瘀止血的功效，可用于气滞胃痛、噎膈、吐血、子宫脱垂、小儿脱肛、内痔、外痔等的治疗。

芋头花既是云南等地常见的美味食材，又具有一定的药用价值。其富含膳食纤维、矿物质、维生素等。云南当地的经典吃法有芋头花炖茄子、芋头花炒火腿、芋头花汤等。芋头花在食用时需要注意适量原则，选择适合自己的烹饪方式，以充分发挥其营养和药用价值，并需注意撕去花茎外皮纤维，且彻底熟透。

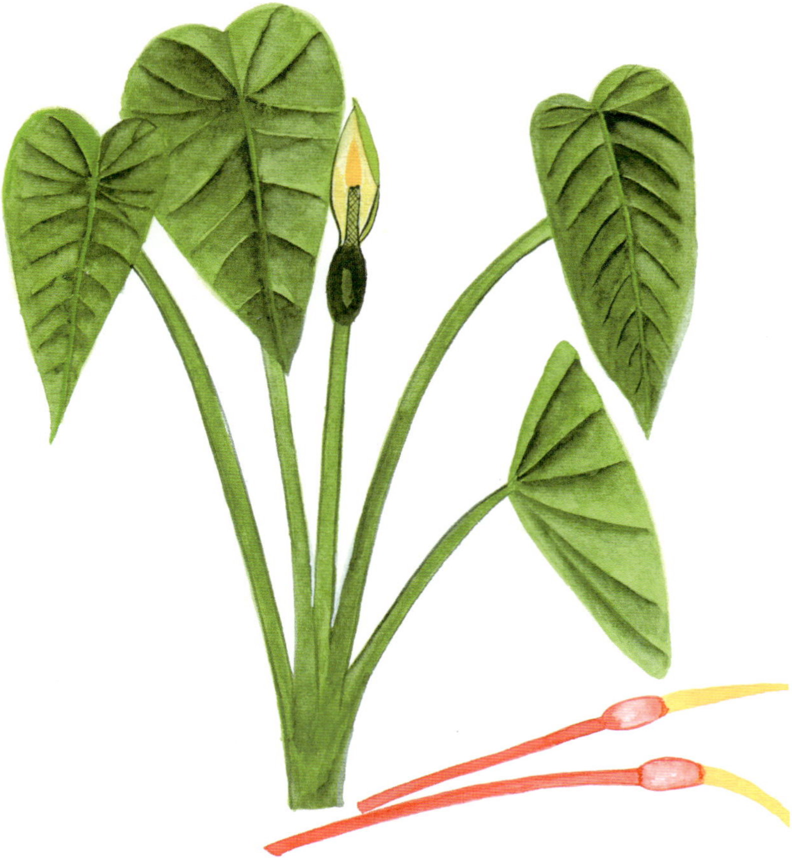

## 浣溪沙·芋头花

芋头花绽似莲花，芋叶风摇映晚霞，清新明媚沁心涯。
理气止痛缓胃痹，散瘀止血功效达，霜前明媚绽芳华。

# 甘蔗

《中药大辞典》

甘蔗，为稼穑之化，其味先入脾，故能助脾气，脾主中州，故主和中。甘寒除热润燥，故主下气利大肠也。

——《本草经疏》

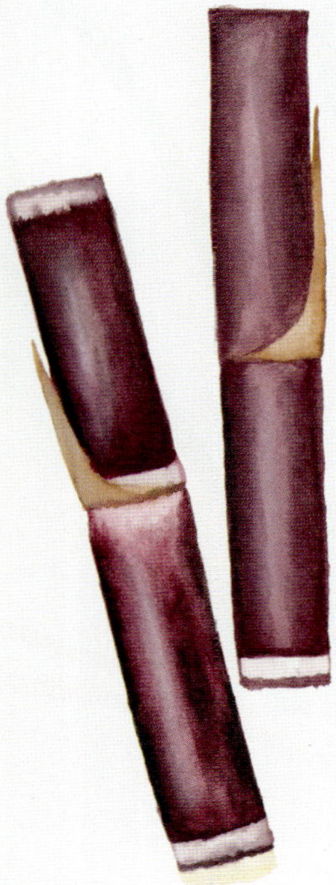

**别称** 薯蔗、干蔗、接肠草、竿蔗、糖梗。

**性味** 甘，寒。

**归经** 归肺、胃经。

**贮藏** 置通风、干燥处。

**注意** 脾胃虚寒者慎食。

## 虞美人·甘蔗

蔗影倒映斜阳里，潇潇秋风起。
微尝琼浆不自已，
一丝甘甜遐忆少年期。
清热生津兼下气，消渴缓呕逆。
平肝镇咳健胃脾，
幸得玉液良方人心怡。

甘蔗为禾本科植物甘蔗的茎秆。秋后采收，砍取地上部分，削去上部梢、叶捆扎，置阴暗不通风处保持水分。甘蔗具有消热生津、下气润燥的功效，可用于热病津伤、心烦口渴、反胃呕吐、肺燥咳嗽、大便燥结等的治疗，并能解酒毒。

甘蔗在生活中的应用非常广泛，通过提取和精制等一系列过程，可以得到白砂糖、红糖、冰糖等多种糖类产品。甘蔗含有丰富的营养成分，包括蔗糖、葡萄糖、果糖以及多种矿物质和维生素 B 族等。甘蔗渣（提炼糖分后剩下的纤维物质）还可以用于生产生物燃料和发电，已成为绿色能源领域的重要资源。

# 10

# 广东凉茶

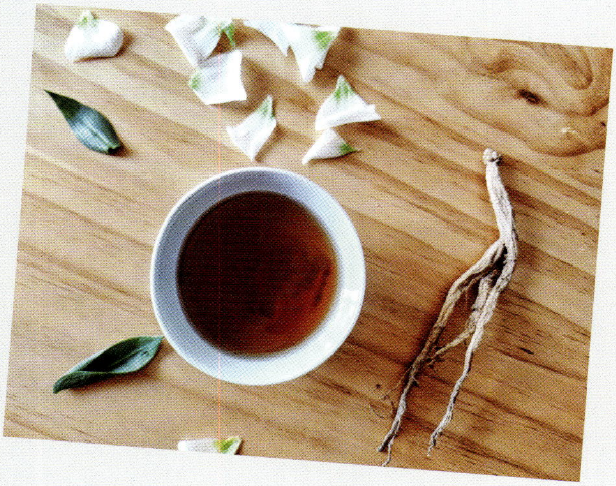

广东省，简称“粤”，是我国的省级行政区，省会为广州。广东位于南岭以南，南海之滨，与香港、澳门、广西、湖南、江西及福建相连。

广东凉茶历史悠久，是国家级非物质文化遗产之一。其经典组合如将金银花、决明子、淡竹叶、蒲公英、布渣叶、白茅根、甘草、藿香等组合在一起，具有综合调理的功效。广东凉茶在制作时，需要按照配方比例称量各种草药，然后进行煎煮或者炮制。饮用凉茶是广东地区的一种传统生活方式，凉茶可以帮助消暑、祛湿、解毒等。广东凉茶通过多种草药组合而成，各有其特定的功效，对身体有益，因此也被开发成多种形式的凉茶产品，如饮品、冲剂、颗粒、糖果、含片等。但孕妇、哺乳期妇女、儿童以及体质虚弱的人群需要在医生指导下饮用。

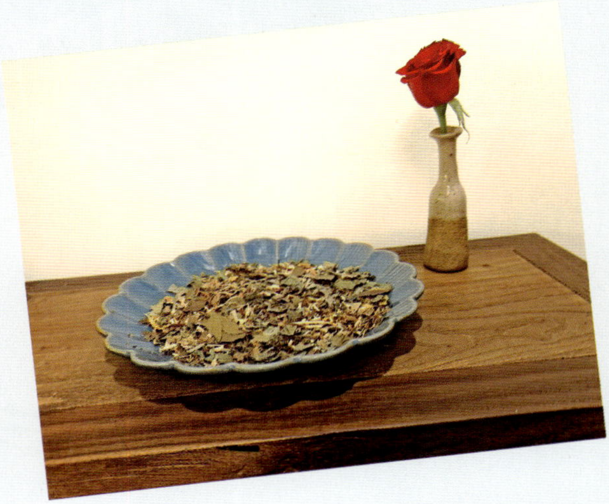

# 金银花

《中国药典》

金银花，三月开花，五出，微香，蒂带红色，花初开则色白，经一、二日则色黄，故名金银花。

——《本草品汇精要》

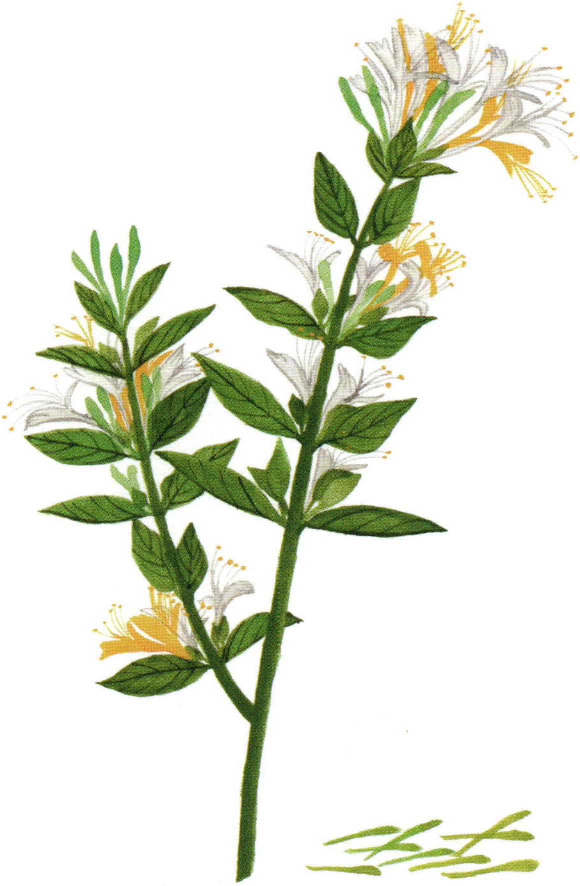

**别称** 忍冬、金银藤、二色花藤、二宝藤、右转藤、子风藤、鸳鸯藤。

**性味** 甘，寒。

**归经** 归肺、心、胃经。

**贮藏** 置通风、干燥处，防潮，防蛀。

## 西江月·金银花

花开并蒂皆美，心有灵犀天长。
清秀淡雅丝蕊扬，清晨露隐云上。
清热解毒痹缓，凉血止渴消疡。
疏散风邪化诸疮，味甘性寒养脏。

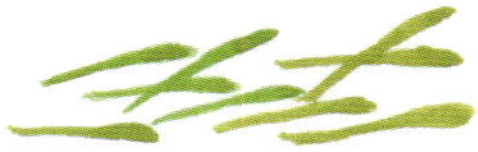

金银花为忍冬科植物忍冬、红腺忍冬、山银花或毛花柱忍冬的干燥花蕾或带初开的花。夏初花开放前采收，干燥。金银花具有清热解毒、凉散风热的功效，可用于痈肿疔疮、喉痹、丹毒、热毒血痢、风热感冒、温病发热等的治疗。

在广东地区，凉茶是应对湿热天气的养生饮品，尤其适合缓解夏季常见的咽喉肿痛、口舌生疮等不适。作为凉茶的重要配料，金银花凭借其清热解毒、消炎降火的功效备受青睐。这味传统中药材不仅能有效清除体内热毒，对预防和改善暑热引起的内火症状也有显著效果。

# 决明子

《中药大辞典》

决明子明目，乃滋益肝肾，以镇潜补阴为义，是培本之正治，非如温辛散风，寒凉降热之止为标病立法者可比，最为有利无弊。

——《本草正义》

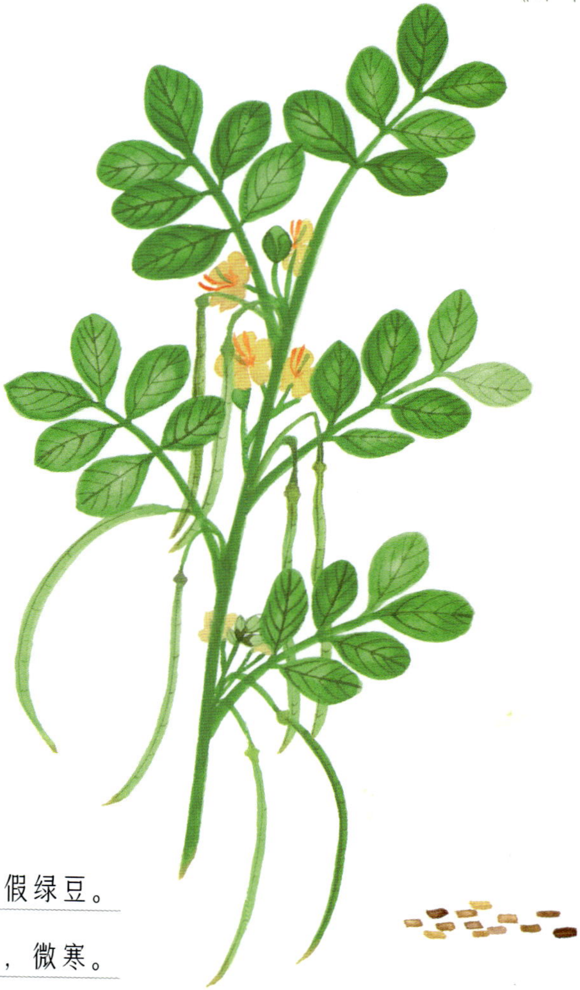

别称　草决明、马蹄决明、假绿豆。

性味　甘、苦、咸，微寒。

归经　归肝、大肠经。

贮藏　置通风、干燥处。

# 江城子·决明子

决明花开映日黄，斜阳望，心欢畅。
绿叶微黄，清影伴风扬。
解语花开人相识，晶眸亮，味悠香。
清热明目思故乡，入厥阴，保安康。
愿得决明，培本理中堂。
润肠通便常相伴，忆往事，祛烦伤。

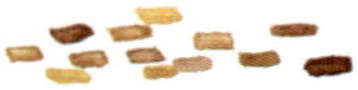

决明子为豆科植物决明的成熟种子。秋季果实成熟后采收，将全株割下或摘下果荚，晒干，打出种子，扬净荚壳及杂质，再晒干。决明子具有清热明目、润肠通便的功效，可用于调理目赤涩痛、羞明多泪、头痛眩晕、目暗不明、大便秘结等的治疗。

决明子不仅具有一定的药用功效，还可以制作成多种饮品。如将决明子与菊花、粳米一同煮粥，可制成具有清肝明目和降压通便功效的决明子粥；还可以将决明子捣碎后加水煎煮，再加入蜂蜜制成具有润肠通便作用的决明子蜂蜜饮。此外，决明子还可以泡茶饮用，不仅可以清热明目，还有助于缓解眼部疲劳。

# 淡竹叶

《中药大辞典》

淡竹叶，处处原野有之。春生苗，高数寸，细茎绿叶，俨如竹米落地所生细竹之茎叶。其根一窠数十须，须上结子，与麦门冬一样，但坚硬尔。

——《本草纲目》

## 清平乐·淡竹叶

翠竹停驻，淡叶迎风处。
幽居不问来时路，丝丝文雅不妒。
诱敌良策佳酿，得自诸葛神读。
清心除烦利溺，心随云影飘浮。

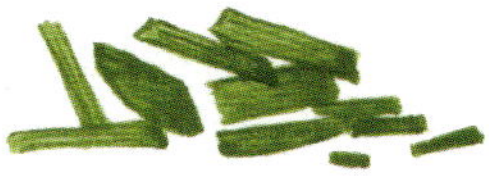

淡竹叶为禾本科植物淡竹叶的全草。5—6 月未开花时采收，切除须根，晒干。淡竹叶具有清心火、除烦热、利小便的功效，可用于热病口渴、心烦、小便赤涩、淋浊、口糜舌疮、牙龈肿痛等的治疗。

淡竹叶在生活中的应用十分广泛，不仅可用于药物治疗，还能作为食材和饮料原料，同时兼具美容护肤和园林绿化等的作用。

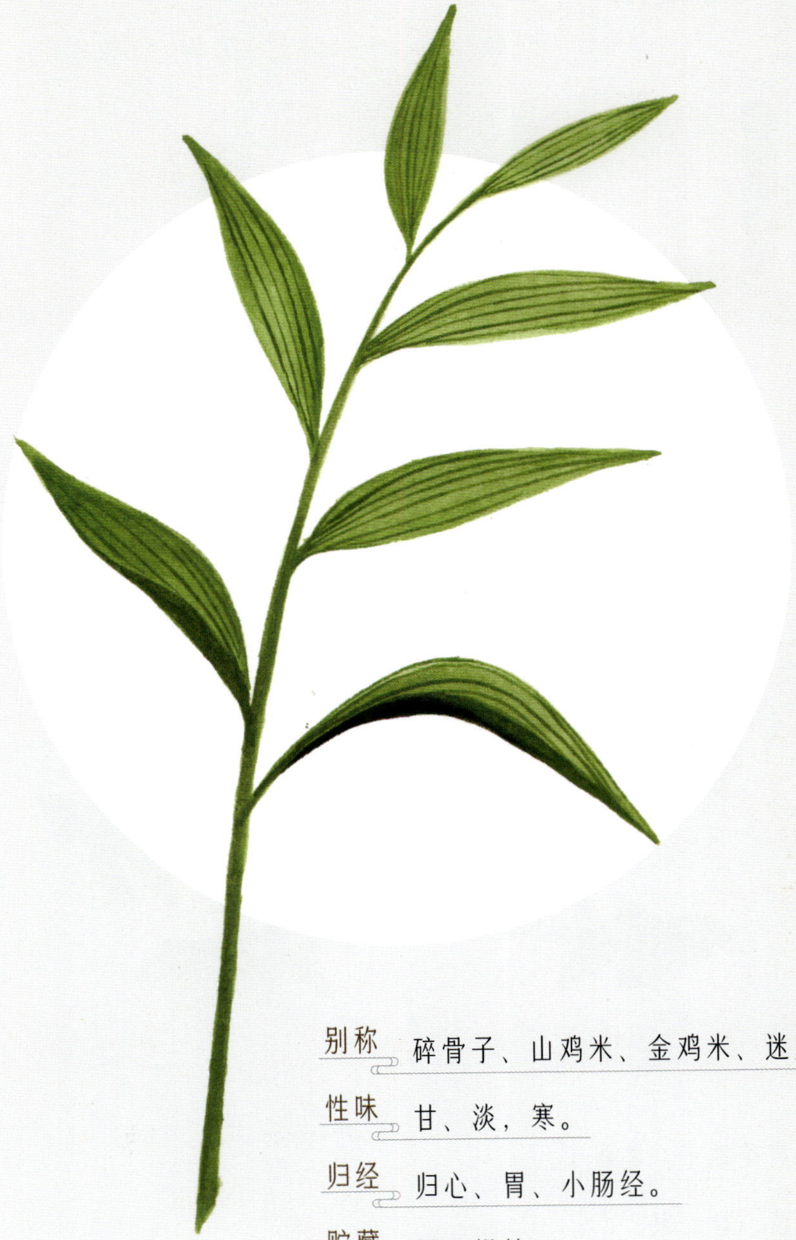

别称 碎骨子、山鸡米、金鸡米、迷身草。

性味 甘、淡，寒。

归经 归心、胃、小肠经。

贮藏 置干燥处。

# 蒲公英

《中药大辞典》

蒲公英，叶似苦苣，花黄，断有白汁，人皆啖之。

——《新修本草》

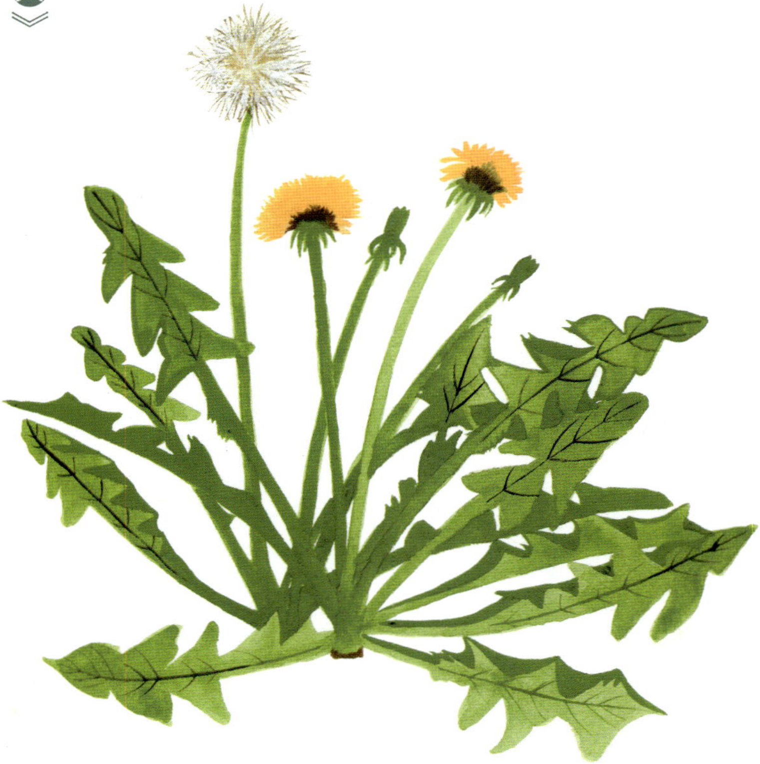

**别称** 黄花地丁、婆婆丁。

**性味** 苦、甘，寒。

**归经** 归肝、胃经。

**贮藏** 置通风、干燥处，防潮，防蛀。

## 清平乐·蒲公英

杏月影趣，暮春引飞絮。
绒雪轻舞随梦去，金簪落英深聚。
子随风往繁都，内饮外涂煎服。
茎叶花絮消苦，散结利尿解毒。

蒲公英为菊科植物蒲公英的带根全草。春、夏季开花前或刚开花时连根挖取，除净泥土，晒干。蒲公英具有清热解毒、消肿散结、利尿通淋、清肝明目的功效，可用于急性乳腺炎、瘰疬、疔疮肿毒、急性结膜炎、感冒发热、急性扁桃体炎、急性支气管炎、胃炎、肝炎、胆囊炎、尿路感染等的治疗。

蒲公英在生活中的应用十分广泛，不仅具有药用价值，还是一种营养丰富的野菜，同时也可以制作成茶饮和美容护肤品，还可以作为园艺植物种植。蒲公英的嫩叶、未开花的花蕾、根状茎均可食用，如蒲公英麦饭就是一道深受百姓喜爱的健康食品。它是先将新鲜的蒲公英叶子和根部洗净，待干后切碎，撒上少量的食用碱和盐，与适量土豆粉和面粉混合均匀，上锅蒸15分钟左右。出锅后，根据个人口味可以加入适量调料，浇上热油即可食用。

# 布渣叶

《全国中草药汇编》

破布叶，味酸，性平，无毒，解一切蛊胀，清黄气，消热毒。

——《生草药性备要》

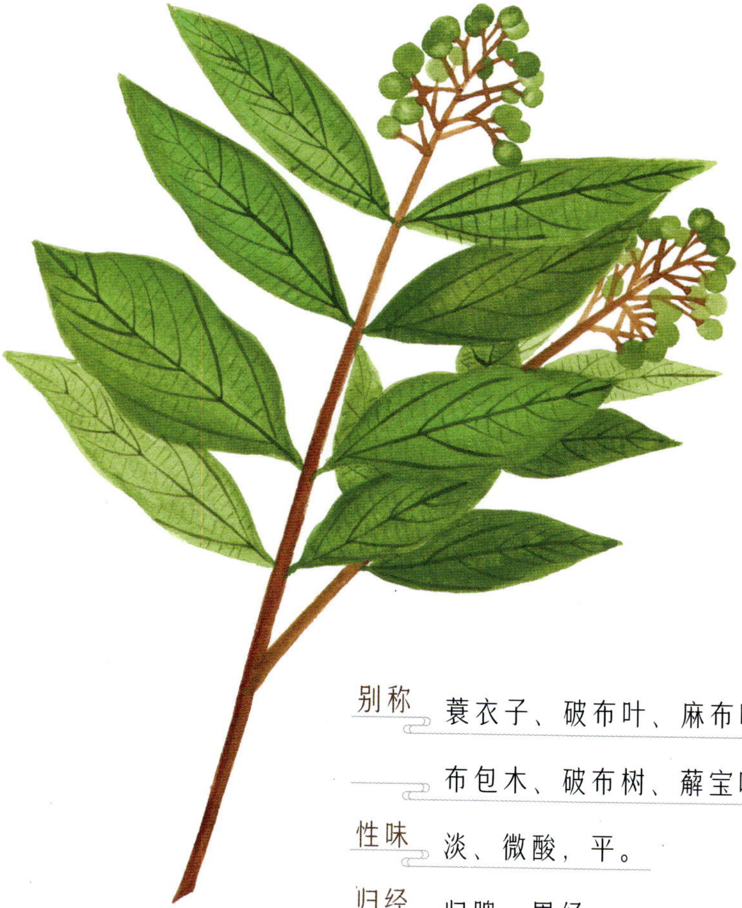

**别称** 蓑衣子、破布叶、麻布叶、烂布渣、布包木、破布树、薢宝叶。

**性味** 淡、微酸，平。

**归经** 归脾、胃经。

**贮藏** 置通风、干燥处。

# 虞美人 · 布渣叶

布渣叶落秋风已，萧瑟心间起。
灌木绿意满枝栖，
如今黄叶飘零空怜惜。
小径深幽人自憩，思绪难遂已。
清暑化痰消滞食，
收敛祛腐敛疡入胃脾。

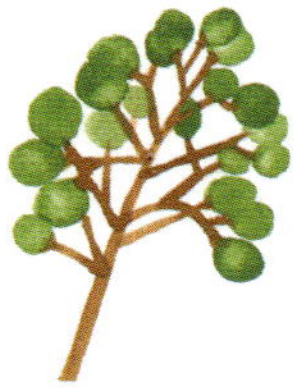

布渣叶为椴树科破布叶属植物破布树的叶。夏、秋季采叶，晒干。布渣叶具有清暑、消食、化痰的功效，可用于感冒、中暑、食滞、消化不良、腹泻等的治疗。

布渣叶是配制凉茶的常用草药之一。除此以外，布渣叶在生活中的应用也十分广泛。在广东等地区，人们常用布渣叶泡茶来解暑清热。同时，布渣叶也是煲汤的常用原料之一，可与其他草药或食材一起煲制，以增强汤水的清甜和药用价值。

# 白茅根

《中药大辞典》

白茅根甘，能除伏热，利小便，故能止诸血哕逆、喘急消渴，治黄疸水肿乃良物也。

——《本草纲目》

## 浣溪沙·白茅根

茸茸白花铺云席，亭逍直立秆相依。夏缤生缕馈清怡。
凉血止衄化淋溺，强筋滋阴调生息。补中益气缓虚疾。

白茅根为禾本科植物白茅的干燥根茎。春、秋季采挖，洗净，晒干，除去须根及膜质叶鞘，捆成小把。白茅根具有凉血止血、清热利尿的功效，可用于热病烦渴、吐血、衄血、肺热喘急、胃热哕逆、淋病、小便不利、水肿、黄疸等的治疗。

白茅根对于夏季常见的上火、口干舌燥等症状有很好的缓解作用。白茅根还具有利尿消肿的作用，可以帮助排出体内多余的水分和盐分，从而缓解水肿的症状。此外，白茅根对夏季热病、糖尿病等也有一定的辅助调理作用。广州凉茶中加入白茅根能够发挥出其更多的药用价值，也可以增加凉茶的口感，使其更受欢迎。

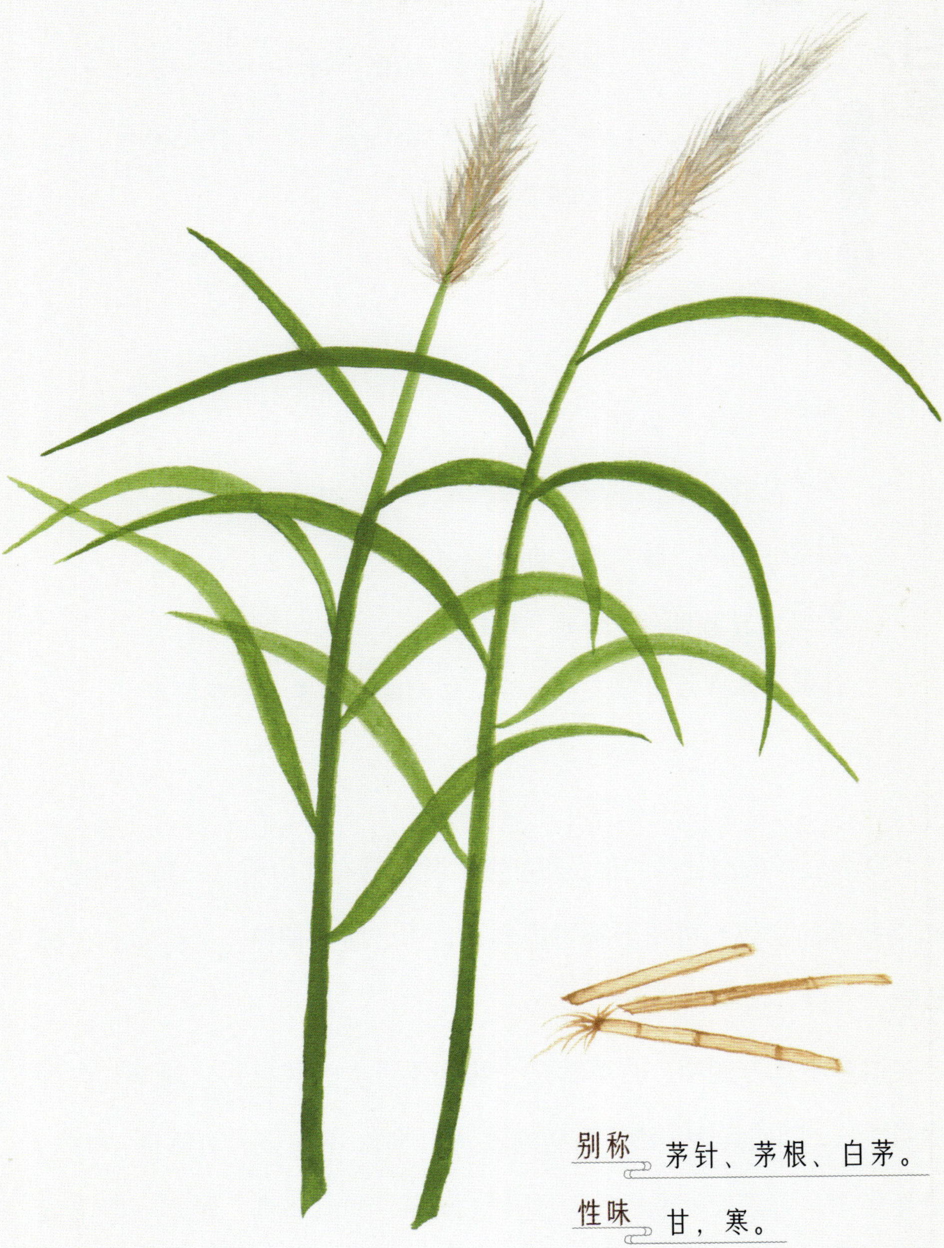

别称　茅针、茅根、白茅。

性味　甘，寒。

归经　归肺、胃、膀胱经。

贮藏　置通风、干燥处。

# 甘草

《中药大辞典》

诸药中甘草为君，治七十二种乳石毒，解一千二百般草木毒，调和众药有功，故有国老之号。

——《本草纲目》

别称 国老、甜草、甜根子。

性味 甘，平。

归经 归心、肺、脾、胃经。

贮藏 置通风、干燥处，防蛀虫。

注意 不宜与海藻、京大戟、红大戟、甘遂、芫花同用。

甘草为豆科植物甘草的根及根状茎。甘草具有和中缓急、润肺解毒、调和诸药等的功效，可用于脾胃虚弱、食少、腹痛便溏、劳倦发热、肺痿咳嗽、心悸、惊痫等的治疗。

在很多中药方剂中，甘草都是一味必不可少的药材，它能调和各种药物的性味，以使其达到治疗疾病的效果。同时，甘草还具有解毒、镇痛、抗炎等作用，可治疗咽喉肿痛、消化性溃疡、痈疽疮疡，对于一些中毒症状也有一定的缓解作用，因此，甘草被尊称为“国老”。

# 浣溪沙·甘草

缓急和中止便溏，润肺祛痰定劳伤，解毒消痈化疮疡。

调和诸药安五脏，燮理阴阳蜜甘香，仙草国老非寻常。

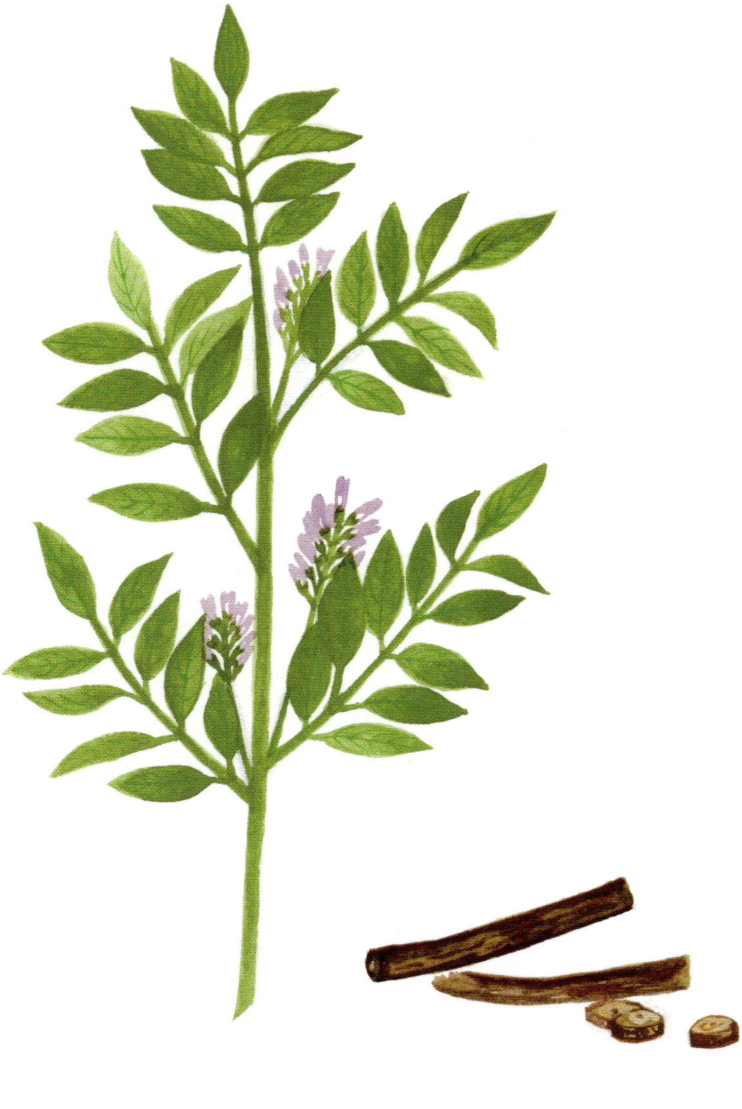

# 藿香

《中药大辞典》

藿香，清芬微温，善理中州湿浊痰涎，为醒脾快胃，振动清阳妙品。

——《本草正义》

## 一剪梅·藿香

青茎薄荷调气机。解表和胃，祛暑化湿。
池畔庭院广栽植，苦尽甘来，芳香愉怡。
净叶煎汤清口疾。一抹青芽，四季皆宜。
辟秽醒脾宽胸脘，烧灰调油，疮面尤及。

藿香为唇形科植物广藿香或藿香的全草。广藿香于6—7月生长繁茂时采收，海南地区每年收2次，第一次在5—6月，第二次在9—10月，除去须根、泥土，晒2～3天，堆放，闷2天后再晒，再闷，如此堆、晒至干为止。藿香具有快气和中、辟秽祛湿的功效，可用于暑湿感冒、头痛、胸脘痞闷、呕吐泄泻、疟疾、痢疾、口臭等的治疗。

藿香可作为调味料或烹饪佐料，增加菜肴的风味和营养价值。特别是在一些地方特色小吃中，藿香的独特香气能够提升菜品的整体口感。如可以将藿香叶切碎，与蒜末、辣椒等调料一起拌入凉菜中，增添菜肴的清新香气；也可以在炒菜出锅前撒上一些藿香叶，以提升菜肴的风味。因藿香叶具有解暑化湿的功效，故其也可以用来泡茶。

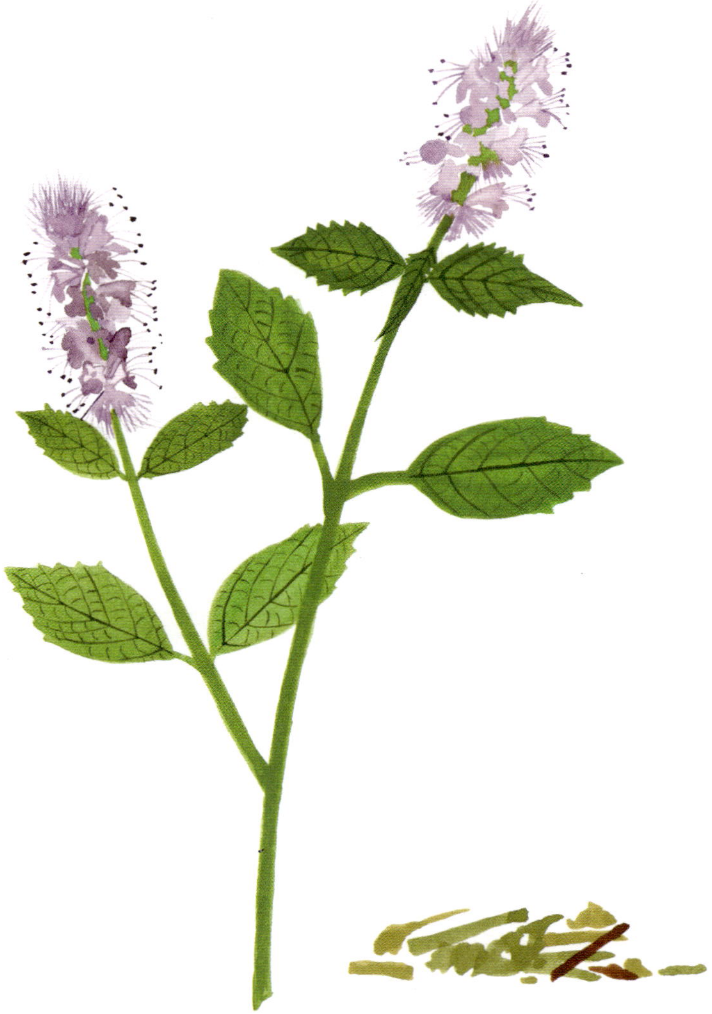

别称 土藿香、猫把、青茎薄荷、排香草、川藿香、苏藿香、野藿香。

性味 辛，微温。

归经 归肺、脾、胃经。

贮藏 置通风、干燥处。

注意 不宜久煎。阴虚火旺者禁食。